怎样吃能 HOLD 控制糖尿病

孙树侠 编著

U0298184

时代出版传媒股份有限公司
安徽科学技术出版社

图书在版编目（CIP）数据

怎样吃能控制糖尿病/孙树侠编著. —合肥：安徽科学技术出版社，2013.1

ISBN 978-7-5337-5759-5

Ⅰ.①怎… Ⅱ.①孙… Ⅲ.①糖尿病-食物疗法 Ⅳ.①R247.1

中国版本图书馆CIP数据核字（2013）第202946号

怎样吃能控制糖尿病　　　　　　　　　　　孙树侠　编著

出版人：黄和平　　　　　选题策划：王晓宁　　　　责任编辑：黄　轩

出版发行：时代出版传媒股份有限公司　　　http://www.press-mart.com

安徽科学技术出版社　　　http://www.ahstp.net

（合肥市政务文化新区翡翠路1118号出版传媒广场，邮编：230071）

电话：（0551）3533330

印　　制：北京恒石彩印有限公司　　　　　电话：（010）60295960

（如发现印装质量问题，影响阅读，请与印刷厂商联系调换）

开本：710×1000　1/16　　印张：12　　　字数：150千

版次：2013年1月第1版　　2013年1月第1次印刷

ISBN　978-7-5337-5759-5　　　　　　　　　　定价：32.80元

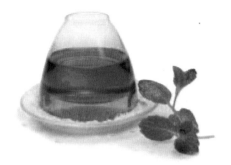

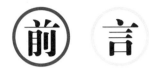

随着经济的发展，生活水平的提高，人们的饮食越来越丰富，营养越来越好，但是体力活动却越来越少，所以糖尿病这种在古代只有达官贵人才容易患的富贵病，现在也如"旧时王谢堂前燕，飞入寻常百姓家"了。

最近有关于全国20岁以上成人糖尿病患病率的调查显示，我国糖尿病患病率已经高达9.7%。也就是说每10个成人中约有1个糖尿病患者。调查还发现中、青年患病率的增加非常明显，30～40岁人群增长速度很快；而且糖尿病患者分布的范围也越来越广。

到目前为止，糖尿病还无法根治，所有的治疗方法都是对症治疗，一旦患病，往往伴随终生。而糖尿病（血糖）一旦控制不好还会引发并发症，导致肾、眼、足等部位的衰竭病变，且无法治愈。

但是，糖尿病是可以预防的疾病，而又不是靠简单吃药就能解决的。糖尿病的防治是一个多方面协调配合的系统工程，包括饮食调控、运动治疗、合理用药和血糖监测等。

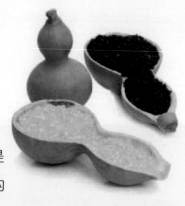

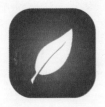

其中，饮食调控是糖尿病患者每日必做的功课，是各型糖尿病预防和治疗的基础。大部分糖尿病患者是可以通过饮食来调节和控制血糖，避免发生并发症，维护身体健康的。因此，如何通过饮食来调节和控制血糖，则是糖尿病患者十分关注的问题。

"授之以鱼，不如授之以渔"，为了给糖尿病患者及其高危人群提供具体和直观的帮助，实际指导大家将科学的饮食调控方法有效运用到生活中，解决实际问题，使更多的糖尿病患者能够真正成为自己的医生和营养师，让自己和亲友受益，我们邀请了著名的营养学专家亲自编写了本书。

本书针对糖尿病食疗这一中心内容，科学解答糖尿病患者们最关心的问题，并告诉广大读者：患了糖尿病什么可以吃，为什么可以吃，可以吃多少，怎么吃合适。

希望这本书能帮助糖尿病患者吃对食物，有效控制血糖；吃对方法，让身体健康。

中国保健协会食物营养与安全专业委员会会长
孙树侠

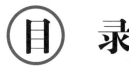
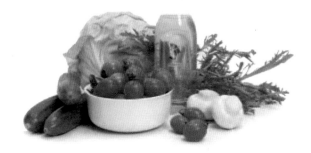

目 录

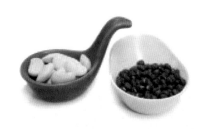

第二章　吃对食物，轻松控制血糖

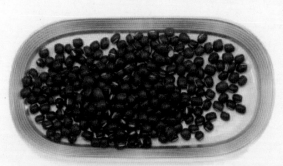

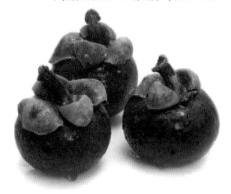

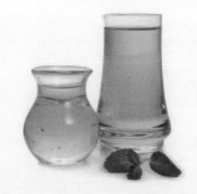

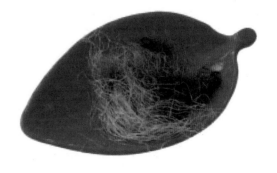

第三章　营养食谱，有效控制糖尿病

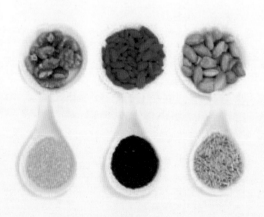

第一章

吃对方法，才能更健康

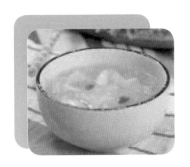
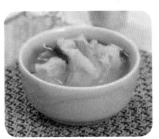
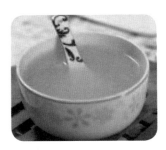

为什么说饮食控制是糖尿病最根本的治疗方法之一

为什么说饮食控制是治疗糖尿病最根本的方法之一呢？这还得从糖尿病的起因说起。

虽然目前医学界对糖尿病的病因还没有确切的论断，但经过大量临床研究和总结，普遍认为糖尿病的病因与遗传、环境以及免疫等因素有关。研究表明，免疫系统紊乱是1型糖尿病的主要诱因；而遗传因素是2型糖尿病的主要诱因，也就是说，糖尿病患者的子女患糖尿病的概率要比正常人的子女患病概率大。当然，这也不是绝对的，因为还有一个重要的致病因素，那就是环境因素。

环境因素主要指不良的生活方式，比如摄入过多的高脂肪、高热量食物，久坐而缺乏运动、激烈的职场竞争及不和谐的人际关系带来的心理压力等。目前，环境因素已经成为糖尿病的主要病因。

对糖尿病而言，过多摄入高脂肪、高热量食物并导致肥胖，就是最主要的发病因素。正常情况下，摄入的食物经过消化吸收会变成血液中的血糖，血糖在胰腺中β细胞分泌出来的胰岛素作用下，进入人体细胞形成人体所需的能量。如果高脂肪、高热量食物摄入过多，为保持血糖稳定，β细胞就会超负荷工作，分泌出来更多的胰岛素，以使血糖保持平衡。如果在短时间内高脂肪、高热量摄入较多，多余的血糖还会转化为脂肪储存起来，如果经常摄入高脂肪、高热量食物，多余的血糖无处可存，β细胞分泌出来的胰岛素供不应求，血液中的血糖就会升高。长期下去，β细胞分泌胰岛素的功能越来越弱，而血糖却越来越高，恶性循环的后果就是会引发糖尿病。

长期摄入高脂肪、高热量食物是患糖尿病的重要因素，因此，患了糖尿病之后，通过严格的饮食控制降低血糖值，就成了治疗糖尿病最根本的方法之一。

与糖尿病相关的血糖控制指标

血糖值计量单位有新旧两种：

新制单位：毫摩尔/升(mmol/L)

旧制单位：毫克/分升（mg/dl）

新旧制单位换算公式：

1毫摩尔/升(mmol/L)×18=1毫克/分升（mg/dl）

1毫克/分升（mg/dl）÷18=1毫摩尔/升(mmol/L)

检测项目		参考值
正常人空腹血糖值	新制	3.9～6.1毫摩尔/升(mmol/L)
	旧制	70～110毫克/分升（mg/dl）
正常人餐后半小时到1小时血糖值	新制	≤10毫摩尔/升(mmol/L)
	旧制	≤180毫克/分升（mg/dl）
正常人餐后2小时血糖值	新制	≤7.8毫摩尔/升(mmol/L)
	旧制	≤140毫克/分升（mg/dl）
糖耐量受损时血糖值	新制	6.1～7.0毫摩尔/升(mmol/L)
	旧制	110～126毫克/分升（mg/dl）
糖尿病诊断标准	新制	空腹血糖≥7.0毫摩尔/升(mmol/L) 饭后2小时血糖新制≥11.1毫摩尔/升（(mmol/L)
	旧制	空腹血糖≥126毫克/分升（mg/dl） 饭后2小时血糖新制≥200毫克/分升（mg/dl）
低血糖标准值	新制	＜2.8毫摩尔/升(mmol/L)
	旧制	＜50毫克/分升（mg/dl）
随机血糖值	良好	4.4～8.0毫摩尔/升(mmol/L)
	一般	8.0～10.0毫摩尔/升(mmol/L)
	不好	＞10.0毫摩尔/升(mmol/L)
糖化血红蛋白	良好	＜6.5％
	一般	6.5％～7.5％
	不好	＞7.5％

糖尿病患者血压、血脂指标控制指标参照表

控制项目	良好	一般	较差
血压（毫米汞柱）	≤130／80	＞130／80 ＜140／90	≥140／90

控制项目	良好	一般	较差
总胆固醇（毫摩尔／升）	<4.5	≥4.5	≥6.0
高密度脂蛋白（毫摩尔／升）	>1.1	1.1～0.9	>0.9
低密度脂蛋白（毫摩尔／升）	<2.5	2.5～4.0	>4.0
甘油三酯（毫摩尔／升）	<1.5	<2.2	≥2.2

糖尿病治疗新突破

胰岛素泵

胰岛素泵是一个形状、大小如同BP机，通过一条与人体相连的软管向体内持续输注胰岛素的装置。它模拟人体健康胰腺分泌胰岛素的生理模式，俗称"人工胰腺"。内装有一个放短效胰岛素的储药器，外有一个显示屏及一些按钮，用于设置泵的程序，灵敏的驱动马达缓慢地推动胰岛素从储药器经输注导管进入皮下。输注导管长度不一，牢固地将泵与身体连接起来。

胰岛素泵能模拟胰腺分泌功能，更好地控制血糖，改善糖化血红蛋白水平，有效地控制并延缓并发症。胰岛素泵模拟生理性分泌，使胰岛素吸收稳定，故血糖控制平稳达标，可控制并延缓并发症15.3年，延长寿命5.1年。国际上循证医学研究已经证实：胰岛素泵治疗可降低以下并发症风险：视网膜病变降低76%；神经病变降低60%；肾脏病变降低54%；各种心血管事件降低42%。

用胰岛素泵治疗糖尿病可增加患者的生活自由度。

用胰岛素泵治疗糖尿病的同时，患者可以正常吃、正常睡。

胃转流术

胃转流术治疗糖尿病是在没有切除任何脏器的情况下，对肠和胃进行隔断而非切除，就手术过程而言，其实很简单。手术步骤主要包括：常规开腹，在胃底部适当位置将胃横断，远端胃关闭；在空肠上段适当位置将空肠横断，远端空肠与胃近端吻合，近端空肠与胃肠吻合口下方适当位置的小肠吻合；消化道重建完成后常规关腹。至此，手术告成，一般只需1个多小时。

胃转流手术治疗2型糖尿病是在不切除任何组织和器官的情况下，通过改变食物的生理流向，使胰岛素抵抗现象消失，胰岛不再处于过劳状态，胰岛细胞增殖,胰岛组织逐渐康复,胰岛功能恢复正常,帮助患者摆脱终身吃药的束缚。

任何一种治疗方法都不可能适合每一位患者,如果糖尿病患者希望接受比较先进的治疗方法,还是应该咨询专业的内分泌科医生,根据自己的实际情况选择权威的医院和适合的治疗方法。

糖尿病患者对主要营养素有哪些特殊要求

人体所需的营养素可分为两大类,一类是大量需要的营养素,主要有3种,分别是碳水化合物、脂肪和蛋白质;另一类是微量营养素,分别是维生素、矿物质和膳食纤维。除了这两类之外,就是看似平常但其实非常重要的水了。对于糖尿病患者来说,主要是控制摄入第一类大量需要的营养素,即碳水化合物、脂肪和蛋白质。

还应保证维生素B_1、维生素B_2、尼克酸等B族维生素和维生素C、钙、磷、锌、铬、铜、碘等矿物质的摄入,以促进碳水化合物代谢。特别是维生素B_1与维生素C,可有效防止或缓解糖尿病患者微血管病变以及神经系统并发症。

哪些维生素对糖尿病并发症具有防治作用

许多人患糖尿病或者引发多种并发症,一般都与相关维生素缺乏有关,比如下面一些维生素就对防治糖尿病及其并发症具有较好的防治作用。

维生素B_1

由于糖尿病患者经常处于高血糖状态,在糖代谢过程中会消耗大量维生素B_1,所以可能会经常处于维生素B_1潜在不足状态。如果维生素B_1不足时,就可能引起周围神经功能障碍,严重时还可能引发急性出血性脑灰质炎,因而要在医生指导下补充维生素B_1。富含维生素B_1

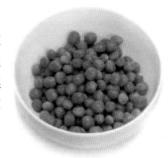

的食物有猴头菇、榛子、豌豆、黄豆、小米、腰果、红小豆、甲鱼、鸡肉等。

维生素B$_6$

由于维生素B$_6$与糖原异生、糖酵解等相关的辅助作用有关，可使人体组织代谢正常进行，缓解由于糖尿病引起的肾脏病变。维生素B$_6$还能预防糖尿病性视网膜病变、减少血中糖化血红蛋白，改善糖耐量。富含维生素B$_6$的食物有开心果、猪肝、黄豆、黑米、鹌鹑、三文鱼、绿茶、香菇等。

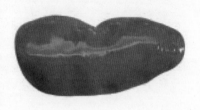

维生素C

维生素C具有预防糖尿病性血管病变和感染性疾病的作用，缺乏维生素C可使糖耐量显著下降。富含维生素C的食物有草菇、莼菜、芥蓝、青椒、猕猴桃、苦瓜、荔枝、柚子等。

维生素E

为适应血糖变化，糖尿病患者血中糖化血红蛋白增加的同时，维生素E浓度也随之升高，这是为防止过高血糖引起的有害作用而出现的反应。如果维生素E不随之增加，一旦这种平衡遭到破坏，将会使血管内皮细胞受损，再加上低密度脂蛋白胆固醇在血管壁进行的氧化反应，就可能引起心脑血管并发症。富含维生素E的食物有橄榄油、芝麻油、核桃、榛子、松仁、黄豆、杏仁、石花菜、绿豆、水发木耳、四季豆、青椒等。

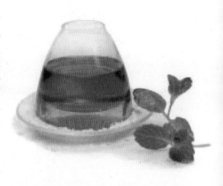

以上维生素虽然对糖尿病并发症具有较好的预防作用，但并不是愈多愈好，如果过量进补，也有可能引起不良后果。因此，补充以上维生素之前，最好详细咨询专科医生。

哪些元素对糖尿病并发症具有防治作用

经研究发现，一些元素具有与胰岛素相似的降糖效应，而且对防治并发症也有较好作用，所以糖尿病患者适当补充这些元素可对糖尿病有较好的治疗效果。

硒

硒元素具有与胰岛素相同的调节糖代谢的生理活性，可明显促进细胞对糖的摄取，改善糖、脂肪等物质在血管壁上的沉积，所以具有降低血液黏稠度，减少动脉硬化及冠心病、高血压等血管并发症发病率的作用。富含硒的食物有鱿鱼、梭子蟹、海参、大黄花鱼、带鱼、猪肝、海蜇皮、牛肉等。一般来讲，动物的肾含硒量相当于肝的4倍，而肝的含硒量又比肉高4倍。在瘦肉中牛肉含硒量最高。

镁

研究表明，缺镁会阻断胰岛素各种效应的发挥，干扰细胞代谢的正常进行。糖尿病患者并发心、肾、视网膜及神经病变合并症也可能与缺镁有一定关系，所以镁又被称为"胰岛素的第二信使"。据测定，糖尿病患者平均每日每千克体重丢失0.022毫克的镁，在血清镁很低的情况下仍有大量镁从尿中排出。为此，糖尿病患者在控制血糖的同时，应补充镁，这样可以降低糖尿病并发症，尤其是心脏并发症，还会降低病死率。补镁可改善糖耐量，减少胰岛素的量。富含镁的食物有炒西瓜子、榛子、荞麦、莲子、黄豆、绿茶、海参、黑米、海带、绿豆、松仁、小米、紫菜等。

锌

锌可以参与胰岛素的合成与分泌，可以稳定胰岛素的结构与功能。人体如果缺锌，血中胰岛素水平就会下降，所以补锌可增加机体对胰岛素的敏感性，可以减轻或延缓糖尿病并发症的发生。富含锌的食物有牡蛎、口蘑、炒西瓜子、瘦羊肉、猪肝、梭子蟹、绿茶、南瓜子、对虾等。

钙

由于持续性的高血糖可导致渗透性利尿，使大量的钙从尿中流失，因而糖尿病患者患骨质疏松后病情会更加严重。因为血中钙含量持续降低时，甲状旁腺在长期刺激的作用下，会使破骨细胞活性增强，导致骨组织中的钙游离进入血液，极易沉积在血管壁上，使血管失去弹性，最终发生动脉粥样硬化。动脉硬化反过来又使骨供量不足，加重骨质疏松的症状。因此对于糖尿病患者来说，适当补钙是相当重要的。富含钙的食物有芝麻酱、虾皮、脱水蕨菜、绿茶、豆腐干、泥鳅、海参、紫菜、菊花茶、燕麦片等。

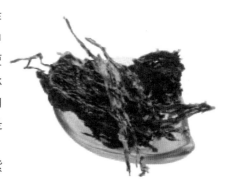

两种需要特别注意的微量元素

除了上述元素对糖尿病防治具有良好的作用外，还有两种微量元素对糖尿病防治有着特殊意义。这两种微量元素就是铬与钾。

铬

铬是人体必需的微量元素之一，虽然人体内正常只有5～10毫克的铬，但它对人体许多生理功能的完成，特别是糖类的代谢起着重要作用。所以铬对糖尿病的防治具有特殊的作用。

铬是胰岛素的"加强剂"。因为铬与尼克酸、谷胱甘肽一起组成的葡萄糖耐量因子，是胰岛素的辅助因子，既具有增加胰岛素的效能，有利于促进机体利用葡萄糖，又具有影响氨基酸在体内运转的作用。

由于食物中只有可被乙醇提取的葡萄糖耐量因子，铬才具有生物学活性，所以食物含铬总量不能完全用来评定食物中的铬在营养中的作用。除大部分水果、蔬菜与蛋黄等，乙醇提取物无此种生物学活性外，其他食物都有，所以适当补充铬对糖尿病防治是有积极意义的。

富含铬的食物有荞麦面、小麦、干酪、蛋类、蔗糖蜜、苹果皮、香蕉、牛肉、啤酒、面包、黑胡椒、红糖、黄油、鸡、玉米、玉米粉、牡蛎、土豆、植物油、麦麸、胡萝卜等，其中以黑胡椒、牛肉、面包、菌类和啤酒中铬的活性最高。

钾

糖尿病患者除了要适当补铬外，还要注意钾在机体中的平衡。机体的大部分生物学反应过程都离不开钾，尤其是酸碱平衡以及心脏和血管功能的发挥，钾都在其中扮演着非常重要的角色。

一般来讲，健康人群体内的钾都处于平衡状态。一是因为几乎所有食物中都含有钾，蔬菜和水果中其含量最为丰富，所以人体一般不会缺钾。另外，人体的细胞对钾的吸收和储存具有天然的保护性措施，可以避免血中钾浓度过高引起的毒性作用，使人体达到既不会缺钾，也不会含钾过多的状态。但是，当糖尿病患者合并有心及肾的慢性并发症时，就应该注意少吃含钾丰富的水果以及某些钾盐药物，以免血液中钾含量过高。

还有一点值得重视的是，当糖尿病患者出现糖尿病酮症酸中毒时，就应在医生指导下适当补钾。但是，当出现少尿或尿闭、肾功能不全征象时，应严密观察血中钾的浓度和心电图，因为血中含钾过高或过低都会对心脏产生严重影响。

糖尿病患者的饮食原则是什么

现代医学把糖尿病患者的饮食原则概括成"总量控制、营养平衡"，或"总量控制、花样翻新"。虽然说法不同，其核心都是总量控制，即总热量的控制。不但要控制每日摄入的总热量，而且要做到食物多样化，以求达到营养均衡。

具体来讲，糖尿病患者主要应该把握以下两条饮食原则：

控制总热量

要在规定的热量范围内做到饮食规律，不能饥一顿饱一顿，每顿饭吃七八成饱即可。

糖尿病患者的治疗中，无论是药物治疗或者非药物治疗，控制饮食的总热量摄入都是必须严格执行的。简单地说，就是由于饮食摄入的总热量是影响血糖变化的重要因素，所以糖尿病患者要严格控制每日食物中摄入的总热量。这与糖尿病患者自身的胰岛素分泌不足或者不能分泌有直接的因果关系。现代医学证明，凡是健康的人，进食后血糖都会升高，血糖升高时胰岛素分泌也相应增多，就会使升高的血糖很快降下来，维持在正常水平。但由于糖尿病患者胰岛功能减退，胰岛素分泌不会因血糖升高而增加，因而无法有效降低血糖值。如果长此以往，就会形成恶性循环，使胰岛组织进一步受到损害，胰岛功能进一步减退，最终使病情进一步恶化，甚至产生一系列并发症。

我们提倡糖尿病患者少量多餐，定时进餐。对于未用任何药物，单纯靠饮食调节来控制血糖的患者来说，每天至少要进食3餐，而且要定时定量，两餐之间要间隔4～5小时。注射胰岛素的患者或者容易出现低血糖的患者应该在两次正餐之间加餐1次，即从3次正餐中留出一部分食物放到加餐中食用。这样既可以避免药物作用达到高峰时出现低血糖，也可以避免一天饮食总量过少，影响患者的体力和体质。一般加餐时间可放在上午9～10点、下午3～4点及晚上睡觉前1个小时。

长期坚持，就能使血糖、血脂等指标达到或接近正常水平，达到保持正常体重、维持正常生活需要、遏制病情发展、减少并发症的目的。

糖尿病患者最好根据自己的情况或医生的建议来安排饮食，如果当天摄入的热量已经达到限制，而仍有饥饿感，可以继续吃一些瓜果、青菜、燕麦等热量低的食物，然后要做一些可加大消耗的运动。

平衡膳食

要保证饮食结构合理，不能依口味进食，要科学地进行食物选择。具体可总结归纳成：主食粗细搭配，副食荤素搭配，以植物性为主、动物性为辅。

合理摄入碳水化合物

碳水化合物是各种类型糖的总称，主要包括：单糖（葡萄糖、果糖、半乳糖等）、双糖（蔗糖、乳糖、麦芽糖等）、多糖（淀粉类）。人体单糖和双糖

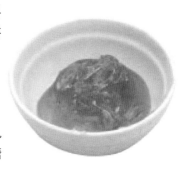

的吸收比多糖快，它们在肠道内不需要消化酶，可以被直接吸收进血液，使血糖迅速升高。过多摄入含单糖和双糖的食物可以使体内甘油三酯合成增强并使血脂升高，还会导致周围组织对胰岛素作用的不敏感，从而加重糖尿病病情。但是，当患者出现低血糖时，则要补充单糖或者双糖以使血糖迅速回升到正常水平。

采用低脂饮食

脂肪是人体的主要组成成分，是储存人体所需能量的"能量库"。脂肪主要来源于各种食材，除此之外就是食用油。食用油是人体脂肪的主要来源，也是必需脂肪酸亚油酸和α-亚麻酸及维生素E的来源，但如果食用油摄入太多，超出总热量控制范围，会引起血糖升高，还可能引起高脂血症，导致心脑血管疾病等并发症。对于正常人而言，中国营养学会推荐每人每天食用油摄入量为25克。对于糖尿病患者来说，脂肪类摄入量应占总热量的20%～30%，平均每人每天食用油摄入量应控制在20克以下，因为摄入的肉、蛋、乳以及某些坚果中所含的脂肪也应算在总数之内。

适量选择优质蛋白质

蛋白质是生命的基础，也是构成人体细胞的主要成分和供给能量主要来源之一。一般情况下，糖尿病患者的蛋白质摄入量应该和正常人相同，甚至稍微多一些。在没有损害肾脏的情况下，每天摄入的蛋白质应占总热量的10%～20%，因为如果有肾脏受损的情况，蛋白质摄入过多，其代谢产物会增加肾脏负担，继而损害肾功能。如果按

减少单糖和双糖摄入的小窍门

不饮用含蔗糖的茶、饮料、咖啡、牛奶等。

不用或少用奶油或黄油。

不大量食用蜂蜜。

选用无蔗糖酸奶和燕麦片。

用人工甜味剂制品代替糖制品。

减少脂肪摄入的小窍门

不吃动物油、肥肉和煎炸类食品。

烹调时尽量少放油。炒菜时先将锅充分预热，稍加油即可，放入食材后用大火快速翻炒。在炒之前将食材焯一下，用油更少。

用各种调味品代替油脂，既能尝到好滋味，又能赢得健康。

选择瘦肉。

吃鸡、鸭等禽肉时，去除外皮和脂肪层。

吃烤肉时将油脂滴完再吃。

尽量选用低脂、脱脂奶制品，不用黄油或奶油。

体重计算，中等体型的糖尿病患者每日所需总蛋白质量在0.8～1.2克，营养不良或体质瘦弱的糖尿病患者可增加到1.5～2克。但是，糖尿病患者也要注意，由于富含蛋白质的食物大都含有大量的脂肪，因此，在选用时要注意其脂肪的含量。

提倡高膳食纤维膳食

膳食纤维在一定程度上能够减缓食物在胃肠道消化和吸收的速度，使糖分的吸收维持缓慢而稳定的状态，使血糖维持较正常的浓度。膳食纤维还能增加饱腹感，减少热量摄入，有利于糖尿病患者控制体重。因此，糖尿病患者饮食中要增加膳食纤维的量，建议每天摄入20~35克。全麦、燕麦、大麦、豆类、蔬菜和水果中都含有丰富的膳食纤维，同时还能提供充足的营养，适合糖尿病患者食用。

膳食纤维虽然好，但是不宜摄入过量，否则会引起钙、铁、锌等重要矿物质和一些维生素的吸收和利用减少，使之随粪便的排出量增加，导致营养素缺乏症。另外，过多地摄入膳食纤维会引起腹泻、腹胀、腹痛等症状，还会引起排便次数和排便量的增加。

如何选择优质蛋白质

每天吃1个鸡蛋。

每周吃2～3次鱼。

适量选择瘦猪肉、瘦牛肉、瘦羊肉等低脂肪肉类。

每天吃适量的豆制品，这样可以提供低脂肪、高蛋白的植物性蛋白质。

每天饮用无糖酸奶喝鲜牛奶1～2袋（杯）。

可以吃少量坚果，因为坚果也是蛋白质的良好来源。

减少食盐摄入

减少食盐摄入对糖尿病患者来说有着重要的意义。现代医学研究表明，食盐中的钠离子能够增强淀粉酶的活性，进而促进淀粉消化和促进小肠吸收游离葡萄糖。糖尿病患者摄入过多的盐，其血糖浓度就会增高，极易导致病情加重，还会诱发高血压病，并且会加速和加重糖尿病大血管并发症的发展。正常情况下，一个成年人每天食盐摄入量应为6克。糖尿病患者应为4克以下，如果合并高血压、冠心病、脑血管病变或肾脏疾病，每天应该控制在2克以内，其中包括食用的酱油。一般20克酱油中约含盐4克。

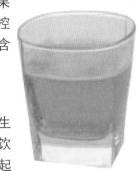

最好不要饮酒

医学研究表明，酒对糖尿病的控制及预防并发症的发生和发展有一定的影响。用胰岛素治疗的糖尿病患者，空腹饮酒极易出现低血糖。用磺脲类降糖药物的患者，饮酒可引起心慌、气短、面颊发红等症状。

由于过量饮酒而引起糖尿病性酮症酸中毒的患者并不罕见。轻度糖尿病患者如欲饮酒，只能少量饮用酒精浓度低的啤酒或白酒，要避免喝有甜味的酒，并且避免空腹饮用。重症合并肝胆疾病者严禁饮酒。

走出常见饮食误区

控制饮食就是饥饿疗法

许多糖尿病患者认为采用"饥饿疗法"才能控制血糖升高，尤其是要少吃主食。其实，这是对饮食控制的一种误解。一般来讲，糖尿病患者每天需要摄入200～350克米面类的主食，如果按照总热量分配来说要达到50%。有些患者如果不控制主食的摄入量，血糖就会升高，长期下去病情就会恶化。但是，如果怕血糖升高而不敢吃主食，用蔬菜和肉类代替主食，这同样是不科学的。因为如果人体摄入碳水化合物不足，会长期处于半饥饿状态，最终会导致"饥饿性酮症"，对身体造成严重危害。而且，长期采取"饥饿疗法"还会引起多种营养素的缺乏，使人体的抵抗力下降，增加患病的机会。所以，即使是空腹血糖高于11毫摩尔/升，每天吃主食也不可少于150克。

"无糖食品"不含糖可以随意吃

"无糖食品"并非真正无糖，"无糖食品"不含蔗糖，但都加了甜味剂。这些甜味剂具有口感甜、热量低的特点，对血糖值也没有明显的影响，适当摄取也是可以的。但是，绝大多数"无糖食品"的主要成分还是粮食，这些粮食中所含的碳水化合物（也就是糖），经消化分解后，还会变成大量的葡萄糖。如果糖尿病患者被其假象所蒙蔽，无节制地摄入这些无糖食品，就会有血糖升高，病情恶化的可能。

还有一些所谓的"降糖食品"。尽管有些食品添加了膳食纤维或者铬等矿物质，降低了这种食品的升糖指数，但如果过多食用，不仅达不到降糖功效，反而会使血糖失控。

所以，糖尿病患者应该在专科医生指导下适当选用含有甜味剂的食品。选购时，要到无糖食品专卖店或者正规超市去购买，要选择那些正规大型企业的产品，并要详细看清配料表，看添加了哪些甜味剂，绝不能盲目购买。同时，也不能过量食用，食用时一定要计算好总的热量，并将其纳入每日所摄入的热量总量当中。此外，还要随时检测血糖变化，以验证这些食品对血糖的影响。

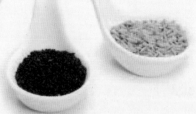

主食吃得越少血糖越不容易升高

许多糖尿病患者认为主食主要含有碳水化合物，吃主食容易升血糖，所以要控制主食的摄入，主食吃得越少越好。其实这种观点是不正确的。

第一，由于主食摄入不足，总热量无法满足机体代谢的需要，从而导致体内蛋白质、脂肪过量分解，身体消瘦、营养不良，甚至产生饥饿性酮症。

第二，由于主食摄入很少，糖尿病患者就会误认为已经控制了饮食量，从而对油脂、肉蛋类、零食等食物不加控制，使每天摄入的总热量超过控制范围，这样容易并发高血脂和心脑血管疾病，最终是饮食控制失败。

少吃一顿可以不吃药

有些糖尿病患者认为不吃饭就不用服用降糖药了，所以就自作主张每天少吃一顿饭。其实，服用降糖药的目的并非仅仅为了抵消饮食所导致的高血糖，还为了降低体内代谢和其他升糖激素所致的高血糖。如果不按时吃饭还容易导致餐前低血糖，发生危险。并且因为少吃了一餐，必然导致下一餐要多吃，这样血糖忽高忽低，不稳定。因此，我们建议糖尿病患者一定要定时定量地吃饭和服药。

食物吃多了，加大降糖药剂量就OK

一些糖尿病患者在感觉特别饿的时候经常忍不住多吃一些饭，然后又担心血糖会升得太高，就擅自加大服用降糖药的剂量，认为只要多吃点降糖药就能把多吃的食物抵消掉。其实，这样做不但使饮食控制失去意义，而且增加了胰腺的负荷，同时增加了低血糖及降糖药物毒副作用发生的可能性，对稳定血糖、控制病情是十分有害的。

注射胰岛素后就饮食无忧了

这种观点是十分危险的。因为胰岛素治疗的目的是为了平稳地控制血糖。胰岛素的使用量必须在饮食固定的基础上才可以调整。如果不严格控制饮食，血糖会更加不稳定。因此，胰岛素治疗必须与饮食治疗相配合，才会起到应有的疗效。

安心小·叮咛

糖尿病是慢性病，在药物治疗的同时，最好坚持饮食治疗。只要坚持不懈地天天执行，相信会取得控制血糖、避免并发症发作的良好效果。

细节决定饮食控制的成败

调整用餐顺序	饭前先吃一些生菜、黄瓜、或番茄等可以生吃的蔬菜，然后再吃主食和热菜。 如果要喝汤，那么就在饭前喝。

改变用餐方法	细嚼慢咽：喝汤不要端起碗喝，既不文明又不雅观，用小勺一勺一勺喝。吃饭一口一口吃，不要狼吞虎咽。 在餐桌上吃，不要端碗盛上菜到处走。 吃饭要一心一意，不要边吃饭边看电视或干活。 饭要一次盛好，不要一点一点盛饭。吃完饭要立即放下筷子，离开餐桌，不要养成吃完了还不愿下桌的习惯。 不吃剩菜、剩饭。 吃完饭立即刷牙。
改变用餐习惯	少量多餐，少吃多动，少细多粗，少稀多干，少盐多醋，少荤多素，少肉多鱼，少油腻多清淡，少吃零食，少烟多茶。
改变用餐品种	吃带叶、茎类蔬菜，少吃根、块茎的菜。 不吃油炸食物或过油的食物。 喝汤去掉上面的油。 吃瘦肉或去皮和肥肉的禽肉。 不要吃含淀粉高的食物，如果吃要交换主食。 血糖控制好的在两餐中间可以吃含糖量少的水果，但不要喝果汁。
改变烹调方式	蔬菜尽量粗加工，切片比切丝好，炝炒比炖汤好。 吃汆、煮、蒸、拌、卤的菜比吃煎、炸、炒的菜好，可以减少油脂的摄入。 炒菜多放调料少放油。 烹调时不要勾芡，淀粉含糖高。 吃鱼以清蒸的为好。 吃刺多的鱼比刺少的鱼好，因为可以减缓进餐速度，增加饱腹感。 吃带骨头的肉比吃炖肉好，既满足食欲要求，吃进的肉量又不大。 吃肉丝比吃肉片、肉排和红烧肉好。

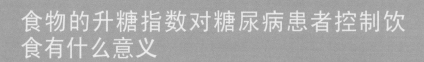

食物的升糖指数对糖尿病患者控制饮食有什么意义

升糖指数是食物血糖生成指数的简称，也就是指含50克碳水化合物的食物，与相同数量的葡萄糖在两小时内升高血糖速度的比值，一般用GI表示。

由于食物升糖指数可表示人吃进食物后，在一定时间内血糖上升的速度和峰值，是衡量食物引起餐后血糖反应的一项有效的指标，所以得到了世界卫生组织（WTO）和国际粮农组织（FAO）的认可，并正式肯定了食物血糖生成指数在营养学领域的重要地位。

食物血糖生成指数可分为三个等级，详见下表：

食物血糖生成指数数值表(%)

食物血糖生成指数等级	食物血糖生成指数数值
低等	GI<55
中等	55<GI<70
高等	GI>70

据营养学家研究，血糖生成指数数值小于55的食物，因其在肠胃中停留时间较长，葡萄糖释放和进入血液较缓慢，所以是适合糖尿病患者的饮食；而升糖指数大于70的食物则恰恰相反，所以对病情不利，最好不吃。如果血糖控制的情况较好，可以适量食用血糖生成指数为中等数值的食物。

正确掌握食物升糖指数，可以使糖尿病患者更合理地控制饮食。食物升糖指数与食物中的膳食纤维含量、其他化学成分以及食物加工方法等都有着密切关系。食物中膳食纤维含量越高，升糖指数越低，否则反之。另外，食物加工时间越长，温度越高，升糖指数就越高，否则反之。比如豆类的升糖指数就比谷类要低，大麦低于小麦。而同样是大米，做成粥就比做成米饭升糖指数高等。此外，食物的合理搭配也可使升糖指数降低，比如米饭加蒜苗，大米加玉米碴煮，馒头加牛肉，或者吃米饭时多吃些蔬菜，也可降低升糖指数。

但是糖尿病患者要注意的是，尽管吃升糖指数低的食物有利健康，但并不意味着摄入低指数食物多多益善，最重要的还是要遵循饮食治疗的原则。要在控制总热量和平衡膳食的基础上，尽量选择食用升糖指数低的食物，才是科学的选择。

主要食物升糖指数一览表

类 别	食物名称	升糖指数	类 别	食物名称	升糖指数
粮豆类	即食米	91	果品类	干枣	103
	精米	88		西瓜	72
	糙米	59		菠萝	66
	面粉	75		葡萄干	64

类 别	食物名称	升糖指数	类别	食物名称	升糖指数
粮豆类	小米	75	果品类	香蕉	62
	荞麦	54		木瓜	58
	全麦	41		芒果	55
	玉米	40		猕猴桃	52
	大麦	22		橘子	43
	黄豆	15		葡萄	43
	扁豆	29		桃	42
	豌豆	33		苹果	38
	馒头	70		梨	36
	大米饭	66		草莓	32
	白煮面条	41		李子	24

糖尿病患者应该怎样安排日常饮食

计算每天所需热量

每个糖尿病患者每天需要摄入的总热量是不一样的。一般来讲，糖尿病患者每天需要摄入的总热量，与其身高、体重、年龄、性别以及职业有关。也就是说，不同的年龄、性别、身高、体重和不同的劳动强度，会有不同的热量消耗，所以总热量的摄入没有统一的固定值，要因人而异。

以保证基本代谢需要为前提，为了保持每天摄入总热量与每天所消耗的热量达到平衡，通常的做法是维持体重正常，即保持健康体重。

1. 判断自己的体重情况

判断体重情况可以通过下面两种方法：

第一种是通过肥胖度来判断自己的体重情况：

标准体重最常用的计算公式为：

标准体重=身高（厘米）-105

肥胖度=（实际体重-标准体重）/标准体重×100%

数值在-10%～+10%为正常；

+11%～+19%为偏胖；

大于+20%为肥胖；

-11%～-19%为偏瘦；

小于-20%为消瘦。

第二种是用体重指数来判断，体重指数一般用BMI表示。只要套用下面的公式算出自己的体重指数就可以：

体重指数（BMI）=体重（千克）÷身高（米）^{2}

体重指数（BMI）标准表

体重类型	体重指数（BMI）
肥胖	BMI≥28.0
超重	24.0≤BMI＜28.0
正常	18.5≤BMI＜24.0
过轻	BMI＜18.5

例如：张先生，38岁，从事计算机软件开发工作，身高170厘米，体重85千克，

张先生的标准体重=170-105=65千克

他的体重指数=85÷（1.7）^{2}=29.4，属于肥胖。

2. 根据每个人的劳动强度计算每天所需要的总热量

在每天承受同样劳动强度的情况下，每天需要摄入的总热量应该是递减的，肥胖者需要热量最低，消瘦者最高，正常者居中。糖尿病患者应该根据自己的劳动强度和自己的标准体重来计算自己每天需要的总热量。

每天所需总热量=标准体重（千克）×每日每千克标准体重需要的热量（千焦）

请参考下表：

不同类型成人糖尿病患者每日需要总热量参考值表
（千焦/千克标准体重）

劳动强度	肥胖	正常	过轻
休息状态（卧床等）	60～80	80～100	100～120
轻体力状态（坐办公室、做家务等）	80～100	120	140

劳动强度	肥胖	正常	过轻
中体力状态（司机、务农等）	120	140	160
重体力状态（搬运、装卸等）	140	160	180～200

上个例子中张先生每个所需总热量为：

每天所需总热量=65×（80~100）=5 200~6 500千焦

3. 计算三大营养素所占的热量

中国营养学会推荐的正常成人每日膳食中三大生热营养素的生热比为：碳水化合物供给的热量占总热量的55%~65%，脂肪占20%~30%，蛋白质占12%~14%。

糖尿病患者应该根据中国营养学会推荐的正常成人每天膳食中三大营养素的生热比来计算三大营养素所占的热量。

营养素所占热量=每天需要总热量×该营养素供给的热量占总热量的百分比

根据这一公式，例子中张先生需要的热量最多可为：

碳水化合物：6 500×（55%～65%）=3 575～4 225千焦

脂肪：6 500×（20%～30%）=1 300～1 950千焦

蛋白质：6 500×（12%～14%）=780～910千焦

4. 计算三大营养素每天所需要的量

蛋白质、脂肪、碳水化合物这三大营养素的生热系数并不相同，分别为：16千焦/克、36千焦/克和16千焦/克。

所以糖尿病患者每天所需的三大营养素的量分别为：

蛋白质每天所需要的量=蛋白质供给的热量÷16

脂肪每天所需要的量=脂肪供给的热量÷36

碳水化合物每天所需要的量=碳水化合物供给的热量÷16

例子中张先生每天所需要的三大营养素的量是：

碳水化合物：（3 575～4 225）÷16=223～264克

脂肪：（1 300～1 950）÷36=36～54克

蛋白质：（780～910）÷16=49～57克

一日三餐怎样分配

1. 确定三餐热量分配比例

单纯进行饮食控制的人，可以按照自己的饮食习惯，将早餐、午餐、晚餐按照1/5、2/5、2/5的比例或者1/3、1/3、1/3的比例进行分配。

　　如果加餐，应该从上一餐的热量总数中减去相应的量。总之，一天的热量要严格限定在标准范围之内。一般来说，加餐的最佳实时间段是上午9~10点、下午3~4点和晚上睡前1小时。加餐的食物要有选择：上午和下午的加餐可以稍微随便一点，无糖面包和饼干或者豆腐干等都可以，晚间的加餐品种可以丰富一些，除少量主食之外，最好吃一些含有丰富优质蛋白质的食物，例如瘦肉、鸡蛋或者鱼虾等，以防止夜间出现低血糖的现象。

2. 确定主食量

　　主食是指大米、小米、玉米、面粉等富含碳水化合物的食物，是全天食物中热量的主要来源。主食吃得多与少都会影响血糖的控制，并且碳水化合物还有刺激胰岛素分泌的作用，因此建议糖尿病患者适当提高碳水化合物的比例，主张每天碳水化合物产热比不低于50%。可以根据个人每日需要的热量来折合成主食的进食量。

不同热量下的主食量

每日所需热量	推荐每日主食量
4800千焦	约为150克
5200千焦	约为175克
5600千焦	约为200克
6000千焦	约为225克
6400千焦	约为250克
6800千焦	约为275克
7200千焦	约为300克
7600千焦	约为325克
8000千焦	约为350克
8400千焦	约为375克
8800千焦	约为400克

3. 确定副食量

　　一般情况下，我们推荐糖尿病患者每日副食以及用量如下表：

副食种类	推荐每日用量
牛奶或奶制品	250克
瘦肉	100~150克

副食种类	推荐每日用量
蔬菜	500克
中等大小鸡蛋	1个（或蛋清2个）
豆类及其制品	50～100克
水果	200克（在血糖比较稳定的情况下食用）
油脂	不超过25克

通过食物交换份，让你饮食丰富又健康

什么是食物交换份

"食物交换份"是目前国际上通用的糖尿病饮食控制方法，是指将食物按照来源、性质分成几大类。同类食物在一定重量内，所含的蛋白质、脂肪、碳水化合物和热量相似。不同类食物间所提供的热量也大致相等。食物交换份的应用可以使糖尿病食谱的设计趋于简单化。糖尿病患者可根据自己的饮食习惯、经济条件、季节以及市场供应等具体情况选择食物，搭配一日三餐。在不超出全天总热量、保证营养充足的前提下，使膳食更加丰富多彩。

营养学专家建议将食物分为4大类8小类，每份食物所含热量基本相同为360千焦，同类食物可以任意互换。

食品交换交换的4大组（8小类）内容（质量均指生重）

组别	谷薯组	肉蛋组		
类别	谷薯类	肉蛋类	大豆类	奶制品
热量（千焦）	360	360	360	360
每份质量（克）	25	50	25	160
组别	果蔬组		油脂组	
类别	水果类	蔬菜类	坚果类	油脂类
热量（千焦）	360	360	360	360
每份质量（克）	200	500	15	10

不同热量糖尿病患者的饮食内容

热量（千焦）		4 800	5 600	6 400	7 200	8 000	8 800
交换	单位	14	16	18	20	22	24
谷薯类	重量（克）	150	200	250	300	350	400
	单位	6	8	10	12	14	16
果蔬类	重量（克）	500	500	500	500	500	500
	单位	1	1	1	1	1	1
肉蛋豆类	重量（克）	150	150	150	150	150	150
	单位	3	3	3	3	3	3
奶类	重量（克）	250	250	250	250	250	250
	单位	1.5	1.5	1.5	1.5	1.5	1.5
油脂类	重量（克）	20	20	20	20	20	20
	单位	2	2	2	2	2	2

食品交换份的优点

1.易于达到膳食平衡。只要每天膳食包括4大类8小类食品即可达到膳食平衡。

2.利于控制总热量。4大类和8小类食品中每份所含热量均为360千焦，这样便于计算每天摄取多少热量。

3.利于饮食花样翻新同类食品任意选择，让患者不再感到饮食单调，进而觉得进餐是一种享受，而不是一种负担。

4.利于灵活掌握。患者只要掌握了糖尿病饮食治疗的知识，就可以根据自己的病情，在原则内灵活运用。

等值谷薯类食品交换

每交换份谷薯类提供蛋白质2克，碳水化合物20克，热量360千焦。

食品	重量（克）	食品	重量（克）
大米、小米、糯米、薏米	25	干莲子、干粉条	25
面粉、米粉	25	油条、油饼、苏打饼干	25
高粱米、玉米渣	25	烧饼、烙饼、馒头	35

食品	重量（克）	食品	重量（克）
玉米面、荞麦面、苦荞面	25	咸面包、窝头	35
燕麦片、莜麦面	25	生面条、魔芋生面条	35
混合面	25	马铃薯	100
各种挂面、龙须面、通心粉	25	湿粉皮	150
绿豆、红小豆、芸豆、干豌豆	25	鲜玉米（1个中等大小）	200

等值肉蛋类食品交换

每交换份肉蛋类提供蛋白质9克，脂肪6克，热量360千焦。

食品	重量（克）	食品	重量（克）
熟火腿、香肠	20	鸡蛋粉	15
肥瘦猪肉	25	鸡蛋（1大个带壳）	60
熟叉烧肉（无糖）、午餐肉	35	鸭蛋、松花蛋（1大个带壳）	60
熟酱牛肉、熟酱鸭、大肉肠	35	鹌鹑蛋（6个带壳）	60
瘦猪肉、牛肉、羊肉	50	鸡蛋清	150
带骨排骨	50	带鱼	80
鸭肉	50	草鱼、鲤鱼、甲鱼、比目鱼	80
鹅肉	50	大黄鱼、鳝鱼、黑鲢鱼、鲫鱼	80
兔肉	100	对虾、青虾、鲜贝	80
蟹肉、水发鱿鱼	100	水发海参	3 510

等值蔬菜类食品交换

每交换份蔬菜类提供蛋白质2克，碳水化合物20克，热量360千焦。

食品	重量（克）	食品	重量（克）
大白菜、圆白菜、菠菜、油菜	500	白萝卜、青椒、茭白、冬笋	400
韭菜、茴香、茼蒿	500	倭瓜、南瓜、花菜	350
芹菜、芥蓝、莴笋、油菜薹	500	鲜豇豆、扁豆、洋葱、蒜苗	250
西葫芦、番茄、冬瓜、苦瓜、黄瓜、茄子、丝瓜	500	胡萝卜	200
芥蓝、瓢儿菜	500	山药、荸荠、藕、凉薯	150
雍菜、苋菜、龙须菜	500	慈姑、百合、芋头	100
绿豆芽、鲜蘑、水发海带	500	毛豆、鲜豌豆	70

等值大豆类食品交换

每交换份大豆类提供蛋白质9克，脂肪4克，碳水化合物4克，热量360千焦。

食品	重量（克）	食品	重量（克）
腐竹	20	北豆腐	100
大豆（黄豆）	25	南豆腐（嫩豆腐）	150
大豆粉	25	豆浆（黄豆1份加水8份，磨成浆）	400
豆腐皮、豆腐干	50		

等值奶类食品交换

每交换份奶类提供蛋白质5克，脂肪5克，碳水化合物6克，热量360千焦。

食品	重量（克）	食品	重量（克）
奶粉	20	牛奶	160
脱脂奶粉	25	羊奶	160

食品	重量（克）	食品	重量（克）
奶酪	25	无糖酸奶	130

等值水果类食品交换

每交换份水果类提供蛋白质1克，碳水化合物21克，热量360千焦。

食品	重量（克）	食品	重量（克）
柿子、香蕉、鲜荔枝（带皮）	150	李子、杏（带皮）	200
梨、桃、苹果（带皮）	200	葡萄（带皮）	200
橘子、橙子、柚子（带皮）	200	草莓	300
猕猴桃（带皮）	200	西瓜	500

等值油脂类食品交换

每交换份油脂类提供脂肪10克，热量360千焦。

食品	重量（克）	食品	重量（克）
花生油	10	猪油	10
玉米油、菜子油	10	牛油	10
豆油	10	羊油	10
红花油	10	黄油	10
核桃、杏仁	25	葵花子（带壳）	25
花生米	25	西瓜子（带壳）	40

怎样制定健康食谱

下面，我们用具体的实例来演示一下如何制定食谱：

王女士，50岁，身高165厘米，体重80千克，办公室文员。

患病5年，一直采用饮食治疗，无并发症。

•第一步

判断自己的体重情况：

王女士标准体重=身高（厘米）-105=165-105=60千克

BMI=实际体重（千克）÷[身高（米）]²=80÷（1.65）²=29.3

对照"体重指数（BMI）标准表"，可知王女士属于肥胖。

•第二步

计算每天所需的总热量：

王女士的工作是办公室文员，属于轻体力劳动者，对照"不同类型成人糖尿病患者每日需要总热量参考值表"，可知王女士每天每千克标准体重需要的热量（千焦）=60×（80～100）=4 800～6 000千焦

•第三步

计算食物交换份份数：

（4 800～6 000）÷360=14～17份

•第四步

根据"不同热量糖尿病患者的饮食内容"，结合"食物交换份4大组（8小类）内容依照自己的习惯和嗜好确定食谱。

食谱举例

食　谱	利用食品交换份可改为下列食谱
早　餐	
豆浆1杯（200克） 花卷70克 煮鸡蛋1个（带皮60克） 拌白菜心（大白菜100克，芝麻油2克）	牛奶1袋（250克） 馒头（70克） 鸭蛋1个（带皮60克） 拌芹菜丝（芹菜100克。芝麻油2克）
9点～10点加餐	
苹果1个（150～200克）	桃1个（150～200克）
午　餐	
米饭（大米75克） 番茄炖牛肉（牛肉25克，番茄100克） 拍黄瓜（黄瓜150克） 烹调用油10克 食盐＜2克	烙饼75克 青椒肉丝（瘦猪肉25克，青椒100克） 清炒油麦菜（油麦菜150克） 烹调用油10克 食盐＜2克
晚　餐	
杂面馒头（面粉25克，小米面25克） 清蒸鱼（草鱼100克） 炒花椰菜（100克） 烹调用油8克 食盐＜2克	米饭（大米75克） 白菜鸡片（大白菜50克，鸡胸肉50克） 香菇油菜（50克，油菜50克） 烹调用油8克 食盐＜2克

食 谱	利用食品交换份可改为下列食谱
睡前半小时加餐	
苏打饼干25克	燕麦片粥（无糖燃麦片25克）

安心小·贴士

生熟食物如何交换

食物煮熟后，质量会发生很大的变化。我们在书中介绍的食材一般指生重，但是，实际生活中，很多情况下人们都会称量熟重。所以在应用食物交换份是要注意食物的生熟重量互换的关系。例如：

50克大米可以和130克米饭互换；

50克面粉可以和75克馒头互换；

50克生肉可以和35克熟肉互换。

同类食物如何互换

不同主食之间、各种蔬菜之间、各种水果之间、各种肉类之间。各种豆制品之间、油脂和各类坚果类食物之间都可以按照互换量互换。例如：

50克大米可以和50克小米互换；

35克烧饼可以和25克燕麦片互换。

营养素含量相近的食物可以互换吗？

食物交换份最大的优点就是能够让糖尿病患者的食物多样化。即使是不同类的食物，只要营养素的含量相似就可以互换。但是这种互换显得比较复杂。例如：

25克主食可以和200克苹果互换；

35克馒头可以和200克橘子互换；

50克牛肉可以和100克豆腐互换；

200克猕猴桃可以和500克蔬菜互换；

50克瘦肉可以和10克油或者20粒花生米互换。

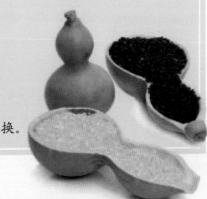

第二章

吃对食物，
轻松控制血糖

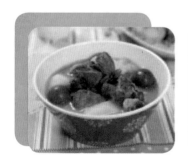 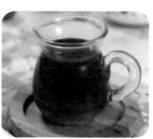 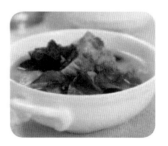

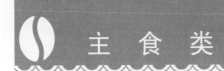

主 食 类

主食对稳定血糖有什么益处

粮食类食物

粮食类食物包括谷类和豆类两种，是人们日常饮食中不可缺少的食物。粮食类食物所含有的碳水化合物、各种维生素、矿物质、热量、蛋白质、脂肪、糖类、胡萝卜素等都是维持人体运行和健康的不可或缺的物质，对糖尿病患者来说，每日摄入适量的主食有着非常重要的作用。

谷类食物

谷类食物如大米、小米、玉米、面粉、高粱和荞麦等，是提供人体热量的主要来源，而且矿物质和B族维生素也占相当相对密度，在小米和黄米中还含有少量的胡萝卜素和维生素E。虽说谷物是含糖量较多的食物，但谷物中也有许多利于控制血糖的成分，如纤维素，它能明显改善高血糖，减少胰岛素和口服药剂量。另外，谷物中还含有较多的硒，可使视网膜上的氧化损伤降低，对预防并发眼部疾病有一定益处。

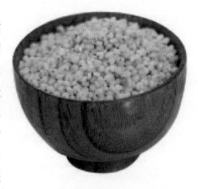

豆类食物

谷类食物如黄豆、黑豆、绿豆、豌豆、大豆、红小豆、蚕豆等，含有较高的蛋白质，而且质量好，其中的氨基酸组成接近人体的需要，是优质蛋白。豆类食物及其制品含钙质、铁量也较高，并且营养丰富，易于消化。

糖尿病患者的饮食治疗应是在控制总热量的情况下，根据三大营养物质相对密度来进行分配，其中碳水化合物占50%～65%、蛋白质15%～25%。也就是说，摄入一定的粮食类食物不仅能够满足糖尿病患者对其他营养素的需求，而且更能为他们提供丰富的碳水化合物及优质蛋白等营养物质，这对稳定糖尿病患者的血糖有着非同小可的意义。

主食吃多少为宜

　　主食是供给身体活动和维持生命机体热量和蛋白质最经济、最迅速的来源。如果糖尿病患者吃得过少,经常处于半饥饿状态,可使机体的升糖激素增多和脂肪利用增多,容易分解成酮体,与糖尿病高血糖酮症一样,属于机体的危机状态,对人体可能造成很大的损害。同样,糖尿病患者如果主食吃得过多,血糖、尿糖指数就会升高,同样不利于病情的控制。

　　科学地讲,糖尿病患者的主食,应占每天进食总热量的55%~65%,应根据患者的病情、体重和活动强度来计算自己每天进食主食的量。例如一个中等体形和轻活动量的糖尿病患者每天需要的总热量为6400千焦,那么他饮食中碳水化合物所占的热量就是6400×60%=3840千焦,而1克碳水化合物产生的热量是16千焦,那么这名患者每天需要碳水化合物的量就是3840÷16=240克。如果按照碳水化合物占主食总量的75%来算,那么这名患者每天需要的主食量就是240÷75%=320克。

　　专家建议,糖尿病患者在患病初期,每天宜摄取主食200克左右,以后可以根据病情和用药情况逐渐调整。轻体力劳动者主每天主食的量应为200~300克,中等体力劳动者为300~400克,个别重体力劳动者每天的主食的量应控制在400~500克为宜。糖尿病患者每天主食的量要灵活掌握。比如当血糖、尿糖偏高时,进食量要适当减少;当劳动强度增大时主食量可比往常增加50~100克,也就是说,饮食量要随着胰岛素或体力活动的增减而增减。

哪些主食尽量不吃,哪些主食可以适量少吃

　　尽量不吃的粮食类和豆类食品及其制品: 油条、月饼、饼干、蛋糕、麻花、方便面、汉堡、比萨、三明治、爆米花、粟米饼、油豆腐。

　　适量少吃的粮食类和豆类食品: 馒头、花卷、烙饼、烧饼、挂面、面包、年糕、粽子、绿豆糕、红小豆沙、油面筋、臭豆腐、腐乳。

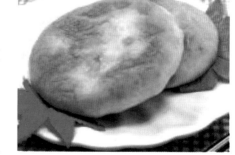

主食什么时候吃合适

　　糖尿病患者的主食每天不可少,还要本着少食多餐的原则,这样可以避免饮食数量超过胰岛的负担,使血糖不至于一下升得过高,而且由于血糖下降时因已进食,可以避免发生低血糖反应。

对于病情稳定的轻型糖尿病患者，每日至少要保证
早、中、晚三餐。三餐的主食量应作如下分配：早
餐1/5；中餐2/5；晚餐2/5分配。对口服降糖药
且病情不稳定的患者，应该每天进食5～6次。
为了不超出总热量的摄入，应从三餐中匀出
25～50克主食作为加餐用。对注射胰岛素且
病情稳定的患者，除了按照一日三餐的饮食
原则外，还要严格按照注射后需等待半小时再
进食的规定。

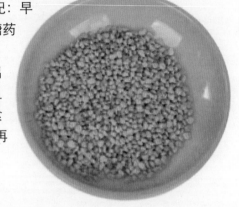

主食怎样与其他食物合理搭配

糖尿病患者一日三餐吃主食时，必须要合理搭配其他类食物，如蔬菜类、肉
类、奶类、蛋类、油脂类等，否则就会造成营养不均衡，加重病情。

糖尿病患者可以从蔬菜类和水果类中摄入一定量的维生素、微量元素及一部分
糖；从肉类、奶类、蛋类中摄入动植物蛋白质，因为这些物质是人体内各种酶和某
些激素的主要构成原料，如胰岛素是由蛋白质组成的；从油脂类中摄入脂肪，脂肪
在糖尿病患者饮食中应占总热量的30%以下，脂肪性食物分动物性和植物性两种，
是人体不可缺少的能量来源。

总之，糖尿病患者不仅要吃一定量的主食，而且还要吃一定量的副食，做到
食物多样化，科学合理搭配，这样才能有效地稳定血糖、尿糖，达到控制病情的
目的。

吃主食应该注意什么问题

● 主食对糖尿病患者来说非常重要，无论是正餐或是加餐都不可缺少。

● 糖尿病患者一定要吃早餐，而且还要吃好，切不可以只吃午餐和晚餐，或者
今天吃两餐，明天又吃三餐。这些做法都是极为有害的，极易引起餐后高血糖，对
治疗极为不利。

● 对于注射胰岛素，病情有
波动的糖尿病患者来说，最好在
上午9点和夜晚临睡觉前加餐，以
免出现低血糖反应。

● 加餐时除吃主食外，最好
搭配些含有蛋白质的食品，如鸡
蛋、豆腐干等，这对防止出现低
血糖极为有利。

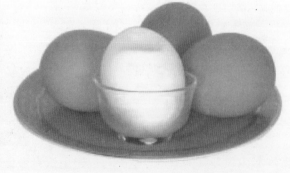

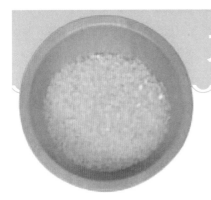

大米

降低发生糖尿病及
并发症的危险

食疗功效

中医认为，大米有补中益气、健脾养胃、益精强智、养阴润燥等功效，具有和五脏、通血脉、止烦、止渴的作用。对于因糖尿病以及肝肾阴虚引起的头晕目眩、视力减退、腰膝酸软、阳痿、遗精等有辅助治疗效果。

有益于防治糖尿病的营养成分

大米中的蛋白质主要是米精蛋白，所含氨基酸比较全，人体容易吸收，虽没有显著降糖作用，但毕竟是主食之一。大米中的膳食纤维、维生素B_1含量较高，有益于防治发生糖尿病及并发症。

食量提示

每天70克为宜。

食法要略

• 优质的大米颗粒整齐、富有光泽，干燥无虫，无沙砾，米灰及碎米很少，闻起来有清香味。

• 大米适合蒸着吃，不适合做捞饭，因为捞饭会损失大量的维生素。煮粥时不要放碱。

• 大米中的糙米比精米更有益于糖尿病康复，因为只有糙米才保留着大米的精华——胚芽。而精米在加工过程中胚芽、矿物质、膳食纤维等营养精华会流失。糖尿病患者要糙米、精米搭配起来吃，以保证营养平衡。

• 精米最好和小米等粗粮掺在一起做成米饭，能够延缓餐后血糖上升的速度。

• 大米适合跟瘦肉、菠菜、马齿苋、萝卜、绿豆、山药等一起做粥吃。

推荐 **大米山药粥**

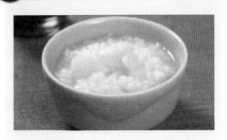

☑ 原料

大米50克，山药60克。

☑ 做法

①将大米淘净、山药去皮、切丁，备用。
②大米放入沙锅，加水熬煮将熟。放入山药继续煮至米烂粥稠即可。

☑ 功效

降糖降脂，滋阴润燥，健脾补肺，固肾益精，聪耳明目。

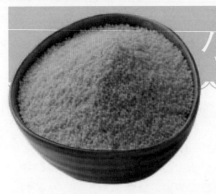

小米

促进胰岛素分泌，延缓
餐后血糖上升

体调养大有益处。

食量提示

每天70克为宜。

有益于防治糖尿病的营养成分

谷物中小米的色氨酸是含量比较高的，能够有效地补充体内所缺乏的色氨酸。同时小米中还含有许多维生素、矿物质以及丰富的淀粉，不但可以促进胰岛素的分泌，还能产生饱腹感。小米中的膳食纤维含量也比较高，不易引起血糖迅速升高。另外，小米对心理调节有一定的作用，可缓解糖尿病患者因紧张所引起的抑郁、压抑等情绪。

食法要略

•小米宜与大豆或肉类食物搭配食用。这是因为小米的氨基酸中缺乏赖氨酸，而大豆和肉类中含有丰富的赖氨酸，能够补充小米赖氨酸的不足。

•煮小米不宜太稀薄，粥稍稠一点才会熬出粥油，营养就会充足。

食疗功效

中医认为，小米有滋阴养血、清热解渴利尿、健脾和中、益肾气、补虚损等功效，适用于脾胃虚弱、消化不良、失眠、健忘等症的辅助治疗，对糖尿病患者的身

推荐 **小米绿豆粥**

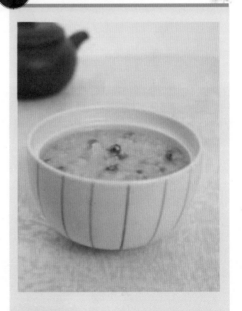

☑ 原料

小米70克，绿豆30克。

☑ 做法

①绿豆浸泡1小时后，蒸熟。
②锅里加水放入小米热煮将熟时，放入绿豆再煮10分钟即可。

☑ 功效

热量低，降糖降压，保护肝脏。

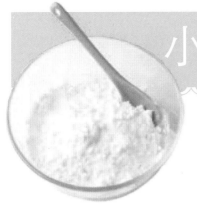

小麦面粉

替代动物蛋白，减轻糖尿病患者肾脏负担

者经常食用有较好的食疗功效。

食量提示

每天60克为宜。

有益于防治糖尿病的营养成分

小麦是人们经常食用的主食之一，营养价值比较高，特别是小麦中含有丰富的植物蛋白，这对于糖尿病患者来说是非常重要的，它能够有效替代动物蛋白，减轻糖尿病患者的肾脏负担。

食法要略

•吃小麦面粉，要选择存放了一段时间的，因为新磨的面粉不如旧面粉品质好。"米要吃新，面要吃陈"这一民间的说法，是有一定的科学依据的。

•小麦面粉最好与其他粮食类交替食用，以免造成营养不均衡。

•小麦面粉所含热量较高，应酌情食用，切勿超量。

•尽量不要油炸面食，以免破坏其营养成分。

食疗功效

中医认为，小麦具有养心益肾、镇静益气、健脾厚肠、除烦止渴等功效。适用于腹泻、血痢、盗汗、毒疮等，糖尿病患

推荐 **全麦面花卷**

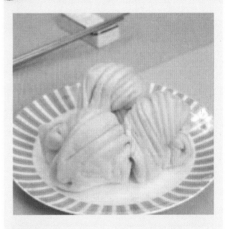

☑ 原料

全麦面粉100克，干酵母3克，色拉油10克，盐4克。

☑ 做法

①将全麦面加干酵母用温水和好、发酵，在案板上揉匀，擀开。
②放色拉油、少许盐，抹匀后把面卷起来做成花卷状。上笼屉蒸熟即可。

☑ 功效

养心益肾，镇静益气，健脾厚肠，除热止渴。

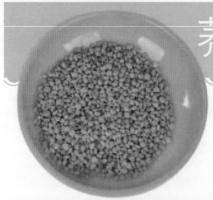

荞麦

缓解糖尿病伴发的
高脂血症、高胆固醇

有益于防治糖尿病的营养成分

　　荞麦中含有丰富的镁、油酸和亚油酸，能使血管扩张而抗栓塞，并有降低血脂的作用，对糖尿病伴发的高脂血症、高胆固醇有较好的缓解作用。荞麦中的某些黄铜成分、锌、维生素E等具有降低血糖的功效。荞麦还能帮助人体代谢葡萄糖，糖尿病患者常食荞麦，可防治糖尿病性高血压、冠心病等症。

食法要略

• 荞面适宜做成汤面吃，因为维生素P是水溶性的，做成汤面可使营养成分完全溶于汤汁中，能够完整摄入。

• 荞面还可以做成扒糕、饼、粥、花卷等。

食疗功效

　　中医认为，荞麦有健脾、益气、开胃宽肠、消食化滞等功效，是老幼皆宜的食品。荞麦中的纤维素可使大便通畅，并能预防各种癌症。对糖尿病患者更为适宜。

食量提示

每天60克为宜。

推荐　荞麦面葱花饼

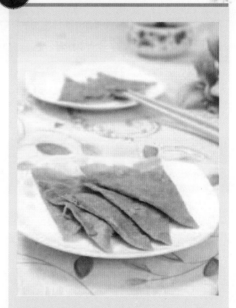

☑ 原料

荞麦面200克　大葱20克，油10克。

☑ 做法

①大葱切碎丁。
②荞麦面加水搅成糊状，放入葱花、盐，搅匀。
③饼铛烧热，刷油，把面糊舀到饼铛中摊开、烙熟即可。

☑ 功效

降糖，并抑制体内脂肪的堆积，防治动脉硬化和脂肪肝。

燕麦

降低餐后血糖的急剧升高

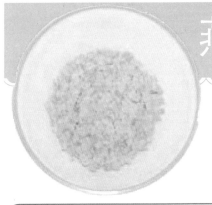

液循环、防治骨质疏松、促进伤口愈合、减少肥胖症等。糖尿病患者常吃燕麦不但可降糖、减肥，还有很好的补益作用。

🔘 有益于防治糖尿病的营养成分

燕麦的营养成分非常适合糖尿病的防治。其中可溶性纤维可以降低餐后血糖的急剧升高；抗氧化剂可有效地减少血液中的胆固醇。研究证实，如果每日食用50克燕麦片，就可使每百毫升血中的胆固醇平均下降39毫克、甘油三酯下降76毫克。

🍽 食法要略

• 吃燕麦片最好买煮的燕麦片，因为需要煮的燕麦片没有加入任何添加剂，而且可以提供最大的饱腹感，血糖上升速度相对较慢；而免煮燕麦片都是经过加工处理的，营养损失很多。

• 燕麦适合与豆类搭配，这样蛋白质可以互补，而且能够降低胆固醇，还能抑制餐后血糖水平上升。燕麦可以与黄豆、黑豆和红小豆等一起打豆浆。

• 燕麦不宜吃得太多，否则易引起胀气或胃痉挛。

🍵 食疗功效

中医认为，燕麦具有消食润肠、活血化瘀、安神补脑、清热等功效。可改善血

🍶 食量提示

每天50克为宜。

推荐 燕麦奶

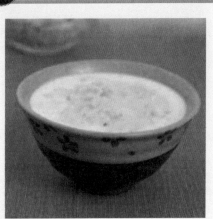

✅ 原料

燕麦80克，牛奶250克。

✅ 做法

①将燕麦和牛奶一同倒入碗中，搅匀备用。
②将备好的燕麦和牛奶放入蒸锅蒸10分钟即可。

✅ 功效

降糖降脂，消食润肠，活血化瘀，补虚安神。

玉米

促进糖类代谢，加强
胰岛素的功能

🥄 食量提示

鲜玉米每天100克为宜，玉米渣、玉米面每天50～100克为宜。

🍬 有益于防治糖尿病的营养成分

玉米含有丰富的铬及膳食纤维，可促进糖类代谢、加强胰岛素的功能。玉米油还能降低胆固醇、预防动脉硬化、老年性眼睛黄斑性病变的发生。因此，常吃玉米可防治糖尿病及并发症。

🥄 食法要略

•玉米胚尖是玉米的精华所在，吃玉米时应注意吃进胚尖。

•尽量不要单一吃玉米，应配合吃豆类食品。因为玉米蛋白质中缺乏色氨酸，单吃玉米容易发生癞皮病。

•玉米最好采用蒸、煮方式，不要烤或生吃，这样可获得更多的抗氧化剂活性。

•玉米发霉后能产生致癌物，所以发霉玉米绝对不能食用。

🥄 食疗功效

中医认为，玉米有调中开胃、降压、降脂、利尿、利胆、宁心活血等功效，对防治糖尿病并发高血脂、冠心病、脂肪肝等病有一定的作用。

推荐　玉米面糊

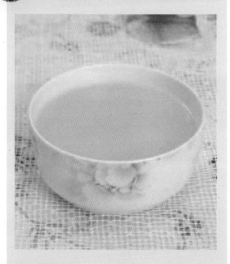

☑ 原料

玉米面100克，碱适量。

☑ 做法

①将玉米面加入少量凉水、碱，搅成糊状。
②将玉米糊缓缓倒入开水锅中，用饭勺不断地搅动。再一次烧沸后即可。

☑ 功效

可以缓解餐后血糖上升，预防动脉硬化及便秘。

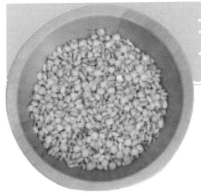

薏苡仁 降糖功效显著

病等病。由于薏苡仁清热利尿,改善水肿,能够增强肾功能,帮助糖尿病患者改善糖尿病性肾病尿少、水肿等症状。

有益于防治糖尿病的营养成分

薏苡仁中含有的薏苡仁酯、薏米醇、多种氨基酸等营养成分,可起到扩张血管和降低血糖的作用,对高血压、高血糖有特殊功效。同时,薏苡仁具有抗癌、降脂、利尿作用和增强免疫力和抗炎作用。

食量提示

每天60克为宜。

食法要略

• 制作时,应提前浸泡2小时左右再熬煮,这样就会熟得快。

• 选购薏苡仁时要注意,新鲜薏苡仁色泽洁白、颗粒均匀、无杂质,也无发霉等异味。

• 薏苡仁化湿滑利的效果显著,孕妇食用薏苡仁可能会引起流产等意外。因此,妊娠期血糖高的妇女不宜食用薏苡仁。此外,遗精、遗尿的患者也不宜食用薏苡仁。

食疗功效

中医认为,薏苡仁清利湿热、益肺排脓、强筋骨、健脾胃,可治疗水肿、肠痈、肺痈、肠炎、阑尾炎、风湿性关节痛、高血压、尿路结石、蛔虫病、脚气

推荐 **红小豆薏苡仁粥**

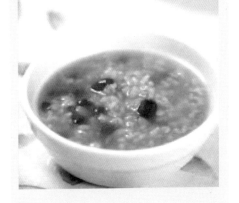

原料

红小豆20克,薏苡仁60克。

做法

①将薏苡仁和红小豆淘洗干净后浸泡3小时。
②锅里加适量水,放入红小豆、薏苡仁,先大火烧沸,再改用小火煮熟即可。

功效

降糖降脂,抗菌消炎,清利湿热,利尿。

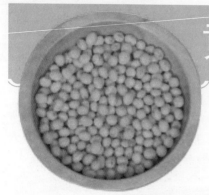

黄豆

有助于降血糖

通便、利尿、解毒等功效，黄豆中含有丰富的铁，而且易于被人体吸收和利用，对缺铁性贫血有较好的疗效。特别是黄豆对心脑血管有保护和修复的作用。

🔒 有益于防治糖尿病的营养成分

黄豆中含有丰富的膳食纤维，且升糖指数很低，能延缓身体对糖的吸收，有助于降低血糖。黄豆中还含有一种抑制胰酶的物质，糖尿病患者如果经常食用，可起到明显的降糖效果。同时，黄豆中还含有皂素，可减少血液中胆固醇的含量，黄豆中的卵磷脂还能去除附着在血管壁上的胆固醇，可起到软化血管、防止动脉硬化的作用，经常食用适量黄豆及黄豆制品可防治糖尿病及并发症。

🍶 食法要略

•黄豆可以做成豆腐、豆腐干、豆腐皮、豆浆、豆奶、豆饼、豆面等。

•生黄豆含有不利于健康的抗胰蛋白酶和凝血酶，因此生黄豆、夹生黄豆和干炒黄豆都不宜食用。

•患有肝病、肾病、消化性溃疡、乳腺癌治疗及服用四环素药物等患者慎吃豆制品，以免药效受到影响。痛风患者不宜吃豆制品。

🍶 食疗功效

中医认为，黄豆有健脾宽中、清热、

⊖ 食量提示

每天40克为宜。

推荐 **黄豆苹果粥**

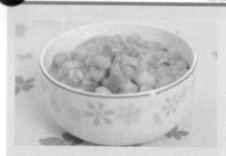

☑ 原料

黄豆40克，苹果20克，粳米30克。

☑ 做法

①黄豆洗净，浸泡一夜备用。
②粳米淘洗干净，苹果切丁备用。
③将泡好的黄豆与粳米一同放入锅中。加水熬煮至豆烂米稠。
④放入苹果丁搅拌均匀后关火、出锅。

☑ 功效

降糖降压，生津止渴，健脾益胃，润肺止咳。

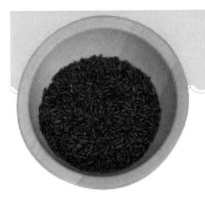

黑米

降低葡萄糖的吸收速度

血、头晕、腰膝酸软等有很好的食疗功效。黑米味甘性温，适合脾胃虚弱、体虚乏力、小便频数的糖尿病患者食用。

有益于防治糖尿病的营养成分

黑米含有丰富的膳食纤维，可降低葡萄糖的吸收速度，使用后不会造成血糖的剧烈波动，有助于维持血糖平衡，很适合糖尿病患者作为主食食用。

食量提示

每天50克为宜。

食法要略

• 淘洗黑米时不要用手揉搓，以免黑色素过多溶于水中。

• 黑米外部有坚韧的种皮包裹，不易煮烂，若不煮烂其营养成分未溶出，多食后易引起急性肠胃炎，因此应先浸泡一夜再煮。

• 黑米适合与豆类、花生一起煮。

• 黑米适宜煮粥，煮粥时最好搭配些糯米，以增加黏度和口感。

食疗功效

中医认为，黑米具有健脾益肝、滋阴补肾、明目活血、开胃益中等功效。黑米能明显提高人体血色素和血红蛋白的含量，有利于心血管系统的保健，也有利于儿童骨骼和大脑的发育；黑米对眼疾、贫

推荐 **黑米粥**

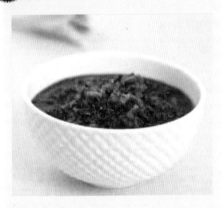

☑ 原料

黑米50克，糯米20克。

☑ 做法

① 将黑米淘洗后浸泡一夜，备用。
② 将糯米淘洗后浸泡2小时，备用。
③ 将浸泡好的黑米和糯米放入锅中，加水熬煮成粥即可。

☑ 功效

维持血糖平衡，健脾暖肝，滋阴补肾，明目活血，开胃益中。

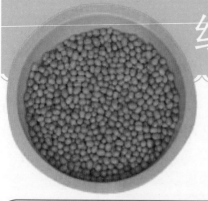

绿豆

预防糖尿病合并肾病的发生

有益于防治糖尿病的营养成分

绿豆淀粉中含有的低聚糖不容易被消化吸收，所提供的热量值比其他谷物低，故可起到降糖、降脂、降压作用。同时，绿豆中富含维生素和矿物质，其中B族维生素及钾、镁、铁等的含量要远远高于其他谷类，具有止渴降糖、消除水肿、通利小便的作用，有助于预防糖尿病合并肾病。

食法要略

• 如果为清热消暑，把绿豆用大火煮10分钟，晾凉后喝汤，汤的颜色碧绿清澈。如果为解毒，就应把绿豆煮熟，连豆带汤一起吃，但绿豆不宜煮得过烂，以免使维生素和有机酸遭到破坏。

• 煮绿豆不要用铁锅，否则绿豆汤呈黑色，不但味道差，而且还对人体有害。

• 服用温补药时不要吃绿豆，以免降低药效。

• 绿豆性凉，脾胃虚弱、腹泻腹胀者不宜多吃。

• 慢性肝炎、甲状腺功能低下者忌吃绿豆。

食疗功效

中医认为，绿豆有利水消肿、清热解毒、调和五脏等功效。绿豆可解百毒，对肿胀、痱子、口腔炎、疮癣、各种食物中毒等均有疗效。绿豆还能抗过敏、增进食欲，具有较强的食疗功效。

食量提示

每天40克为宜。

推荐 **绿豆西瓜粥**

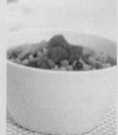

☑ 原料

西瓜瓤20克，绿豆40克，粳米50克。

☑ 做法

①绿豆洗净后浸泡2小时，备用。
②粳米淘洗干净后与绿豆一起入锅加水煮。
③等豆熟米稠，放入西瓜瓤搅拌均匀后即可盛出。

☑ 功效

降压降脂，缓解血糖上升，滋阴润燥，清热解毒，利尿除湿。

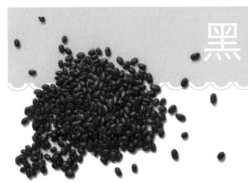

黑豆

提高糖尿病患者对
胰岛素的敏感性

食量提示

每天30克为宜。

有益于防治糖尿病的营养成分

黑豆除了有黄豆所含的营养素外，还含有铬，这种物质能够提高糖尿病患者对胰岛素的敏感性，起到降糖的作用。黑豆还含有质量好、含量高的优质蛋白，能软化和扩张血管，促进血液的流通。黑豆对糖尿病性高血压及其他并发症有一定的防治作用。黑豆升糖指数很低，适合糖尿病患者经常食用。

食法要略

• 黑豆可煮汤、炖食、浸酒，也可以做成豆腐吃。

• 黑豆较难消化，消化功能不良者不宜多食，否则容易引起腹泻。

• 吃黑豆最好不要剥皮，因为黑豆皮能除热止汗、养血平肝。

食疗功效

中医认为，黑豆具有利水、祛风、补肾、活血、解毒等功效，黑豆适宜肝肾阴虚型耳聋症、体质虚寒或经期贫血等症。

推荐 双豆花生红枣粥

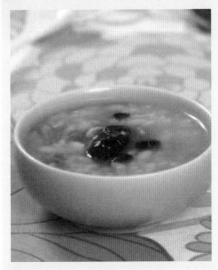

☑ 原料

黑豆、黄豆、花生米各30克，红枣20克、糯米50克。

☑ 做法

①所有食材洗净后用温水浸泡1小时，备用。
②将糯米下锅大火煮开。
③放入黑豆、黄豆、花生米、红枣熟煮至熟即可食用。

☑ 功效

对糖尿病所表现的形体消瘦、乏力等症状有辅助治疗作用。

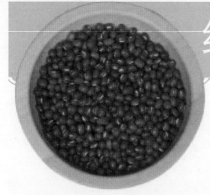

红小豆

预防糖尿病合并肥胖症、高脂血症、心脏病及肾病水肿

用。对糖尿病有很好的食疗功效。

🥄 食量提示

每天30克为宜。

🥄 有益于防治糖尿病的营养成分

红小豆含有丰富的膳食纤维及维生素E、钾、镁、锌、硒等活性成分，含热量偏低，能够起到降血糖、降血脂、润肠通便的作用，经常适量食用，能预防糖尿病合并肥胖症、高脂血症。红小豆还含有较多的皂角苷及丰富的微量元素，对糖尿病并发心脏病、肾病水肿均有较好的疗效。

🥄 食法要略

• 红小豆适宜煮粥，做豆馅。做之前最好先把红小豆浸泡一夜再煮，这样豆子就容易煮烂了。

• 红小豆有减肥功效，偏瘦者应少吃。

• 尿频者忌吃红小豆，因红小豆有利水功效。

• 红小豆不宜与动物肝脏搭配食用，容易引起中毒。

🥄 食疗功效

中医认为，红小豆具有滋补强壮、健脾利湿、抗菌消炎、利尿解毒、补血等功效。红小豆能增进食欲，促进胃肠消化吸收，对贫血、近视、脚气病有一定的作

推荐 **红小豆粥**

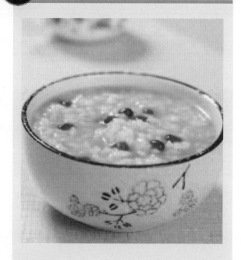

✅ **原料**

红小豆30克，粳米50克。

✅ **做法**

① 将红小豆洗净后浸泡一夜，备用。
② 将浸泡好的红小豆和粳米一起放入锅中加水适量熬煮至粥黏稠即可。

✅ **功效**

健脾利湿，抗菌消炎，利尿解毒，补血。

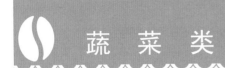

蔬 菜 类

蔬菜对稳定血糖有什么益处

蔬菜是含糖量和热量极低的食品，对于糖尿病患者来说，吃这类食物既能饱口福，又不用担心血糖上升。蔬菜中含有大量的食物纤维，可以增加饱腹感，促进肠道蠕动，防止便秘，可以起到降低胆固醇和改善糖代谢的作用。特别是蔬菜中含有丰富的维生素、矿物质及无机盐，这些营养素对糖尿病患者来说是非常重要的物质，有的还起着非常重要的治疗作用，如维生素C、B族维生素、钙、磷、铁等。

蔬菜吃多少为宜

蔬菜分为叶菜类、根茎类、瓜茄类、荚豆类、菌藻类等。一般来说，叶菜类、瓜茄类蔬菜含糖量较低，一般不超过5%，如白菜、油菜、卷心菜、菠菜、黄瓜、苦瓜、冬瓜等，其主要提供维生素C、B族维生素、胡萝卜素和铁等物质，是糖尿病患者比较理想的食物，大多数糖尿病患者对这些蔬菜不必严格进行限制，每天摄入500～1 000克就可以了。

相比较叶菜类、瓜茄类来说，薯类、荚豆类含糖量较高，糖尿病患者不宜多吃，如红薯、土豆、芋头、藕、山药等；如果实在喜欢吃，可在吃的同时相应减少主食摄入量。

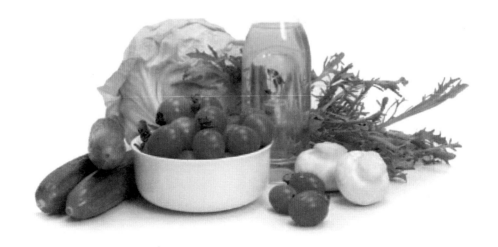

哪些蔬菜尽量不吃，哪些蔬菜可以适量少吃

尽量不吃的蔬菜（如果吃要替换相应主食）：土豆、红薯、芋头、菱角、藕、百合、凉薯、山药、甜菜。

适量少吃的蔬菜：韭菜、大葱、辣椒、香菜、香椿芽、黄花菜、苤蓝、菜瓜、酸菜、榨菜、酱黄瓜、雪里蕻。

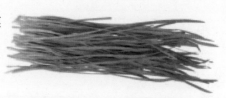

蔬菜什么时候吃合适

蔬菜是糖尿病患者每天必须要吃的，一天中至少早中晚三餐都要有蔬菜，最好每天能够保证吃5种以上蔬菜，这样就可以满足身体的需要，对控制病情、稳定血糖大有益处。

蔬菜应该怎样与其他食物合理搭配

蔬菜种类繁多而营养成分各不相同，如果烹饪时进行合理搭配，就会既营养又好吃。如木耳、香菇、蘑菇、海带等，内含丰富的微量元素，如果与其他食物搭配着吃，如蘑菇配鸡肉、木耳配猪肉、笋丝配海带等，不但色香味俱佳，而且具有调节血糖、降低胆固醇、防病治病、增强机体免疫力的作用。

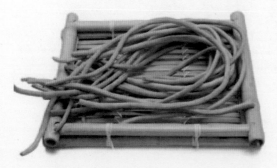

吃蔬菜应该注意什么问题

• 不可以用蔬菜代替主食。

• 豆荚类蔬菜，如豆角、毛豆、豇豆、豌豆一定要煮熟煮透再吃，以免中毒。一次不要吃太多，因为这类蔬菜淀粉和含糖量也很高，而且容易胀气。

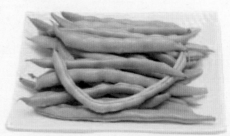

苦 瓜 *植物胰岛素*

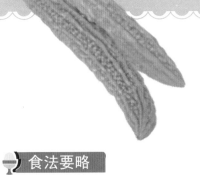

欲,提高机体免疫力;防治动脉粥样硬化;对治疗痢疾、疮肿、眼结膜炎、痱子、脚气病等有很好的食疗功效。

🥄 食法要略

• 苦瓜味苦,制作之前如果用盐稍腌片刻,然后煸炒,就可减轻苦味。

• 苦瓜中含有草酸成分,草酸可妨碍食物对钙的吸收,制作时应先用沸水把苦瓜焯一下,这样就可去除草酸了。

• 苦瓜性寒,多食容易损坏脾胃,最好不要空腹食用。脾胃虚寒、慢性胃炎患者应该少吃或者不吃。

• 苦瓜宜和瘦肉、茄子、洋葱、青椒等食材搭配。

🥄 食疗功效

　　中医认为,苦瓜具有清热消暑、养血益气、补肾健脾、滋肝明目、解劳乏、利尿凉血等功效。苦瓜能维持心脏的正常功能,增进食

🥄 食量提示

每天80克为宜。

推荐 肉炒苦瓜

☑ 原料

猪瘦肉50克,苦瓜250克,鸡蛋清30克,油、盐、生抽、鸡精各适量。

☑ 做法

① 苦瓜去瓤,切片,入水焯一下。
② 猪瘦肉切片,放鸡蛋清抓匀,入油锅滑散。
③ 锅中留底油,爆香蒜片、姜丝,放肉片、苦瓜片、生抽、盐煸炒。加入鸡精调味即可。

☑ 功效

降糖,清热止渴,利尿凉血。

🧂 有益于防治糖尿病的营养成分

　　苦瓜中含有的苦瓜皂苷被称为"植物胰岛素",可促进糖分分解,能使血液中的葡萄糖转化为热量,能起到降糖、降脂的作用。糖尿病患者如经常食用苦瓜,可以减轻体内胰岛器官的负担,有利于胰岛β细胞功能的恢复。

黄 瓜

不参加糖代谢，适合糖尿病患者充饥

食量提示

每天100克为宜。

食法要略

• 吃黄瓜最好不要削皮去子，因为黄瓜皮中含有丰富的胡萝卜素、黄瓜子中含有大量维生素E。

• 黄瓜含有抗坏血酸氧化酶，生吃时会破坏维生素C，所以黄瓜最好熟吃。若要生吃黄瓜最好搭配大蒜，既可以杀菌提味，又可避免维生素C的流失。

• 黄瓜性寒，脾胃虚寒、腹痛腹泻、咳嗽者不要食用黄瓜。

食疗功效

中医认为，黄瓜具有除胸热、解烦渴、利水道等功效，能够加速新陈代谢，排除体内多余盐分，对肾炎、膀胱炎机体康复有一定疗效。

推荐 双耳拌黄瓜

☑ 原料

水发木耳15克，水发银耳15克，黄瓜200克，蒜末、盐、生抽、醋、芝麻油、鸡精各适量。

☑ 做法

① 将水发木耳、银耳择洗干净，入沸水锅汆熟。
② 黄瓜洗净、切片，与银耳、木耳一起放在盘中。
③ 取小碗，放入蒜末、盐、生抽、醋、芝麻油、鸡精调成汁，倒在食材上拌匀即可。

☑ 功效

降糖，降脂，降胆固醇，减肥，排毒。

有益于防治糖尿病的营养成分

黄瓜中所含的葡萄糖苷、果糖等不参与通常的糖代谢，因此，糖尿病患者用黄瓜来代替淀粉类食物充饥不但不会让血糖升高，反而会有助于降糖。黄瓜中含有丙醇二酸、葫芦巴碱，能有效抑制糖类物质在体内转变成脂肪，避免脂肪在体内堆积，可起到减肥、降糖、降脂、降压，防治糖尿病及并发症的作用。

丝瓜

防治老年性糖尿病合并高血压等症

食量提示

每天60～200克为宜。

食法要略

• 丝瓜浑身是宝,皮、瓤、络等都有很高的药用价值,食用时尽量不要浪费。

• 丝瓜汁水丰盈,宜现切现做,以免营养成分随汁水流走。

• 丝瓜不宜生吃。

• 丝瓜宜和鸡蛋、虾搭配,不宜和竹笋搭配。

食疗功效

中医认为,丝瓜具有祛风化痰、清暑凉血、解毒通便、通经络、行血脉、下乳汁、润肌美容等功效。丝瓜所含的干扰诱生剂能刺激机体产生干扰素,有抗病毒、防癌、抗癌作用。

推荐　丝瓜炒鸡蛋

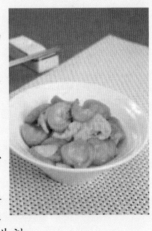

☑ 原料

丝瓜200克,鸡蛋1个(约60克),油、盐、蒜各适量。

☑ 做法

①丝瓜切片,鸡蛋打散、炒熟,备用。
②油锅烧热爆香蒜片,放丝瓜片急火煸炒片刻。
③放入鸡蛋、盐炒匀即可。

☑ 功效

清暑凉血,通经络,行血脉,解毒通便,缓解血糖上升。

有益于防治糖尿病的营养成分

丝瓜中有较高的钙、镁、磷,是低热量、低脂肪、含糖量低的高钾食品。丝瓜中的皂苷类物质、苦味物质及黏液汁、干扰素诱生剂等有强心、化痰、增强人体免疫力的功能。常食丝瓜对老年性糖尿病合并高血压等症有较好的防治作用。

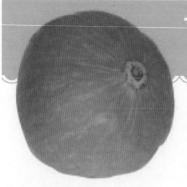

南 瓜

延缓肠道对糖和脂肪的吸收速度，控制餐后血糖升高

🥄 食量提示

每天100克为宜。

🥄 食法要略

• 食用南瓜最好连皮一起食用。因为南瓜皮中含有丰富的胡萝卜素和维生素。

• 南瓜一次不能吃太多，否则不仅会使胃灼热难受，而且会引起胡萝卜素黄皮症，脸色看上去发黄。

• 南瓜适合与牛肉、红枣、红小豆等食材搭配。

🥄 食疗功效

中医认为，南瓜具有温中益气、利水消肿、解毒杀虫等功效。可用于肋间神经痛、痢疾、肺痈、蛔虫病、溃疡、烫灼伤、眼病等症的治疗。南瓜还能够预防高血压、心脑血管疾病及癌症，增强肝肾细胞再生能力等。

推荐 **双椒炒南瓜**

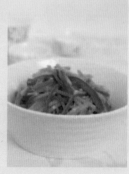

✅ 原料

南瓜300克，青椒50克，红辣椒丝3克，油10克，葱末、蒜末、盐、料酒、鸡精、芝麻油各适量。

✅ 做法

① 红辣椒丝泡软，青椒切丝，南瓜去皮、去瓤、切丝。
② 油锅烧热后煸炒红辣椒丝，放入葱、蒜、青椒丝、南瓜丝、料酒、水、盐煸炒2分钟。
③ 放鸡精、芝麻油调味即可。

✅ 功效

温中益气、利水消肿、解毒，控制餐后血糖上升。

🗄 有益于防治糖尿病的营养成分

南瓜中含有益于防治糖尿病的营养成分——果胶、钴。果胶可在肠道内形成一种凝胶状物质，使消化酶和营养物质的分子不能均匀结合，延缓肠道对糖和脂肪的吸收速度，有效地控制餐后血糖升高。钴是胰岛细胞合成胰岛素所必需的微量元素，能加快体内胰岛素的释放，对防治糖尿病及并发症有较好的作用。

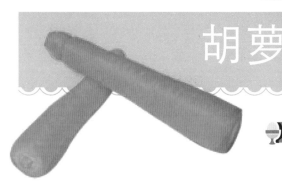

胡萝卜

减少血糖上升幅度，预防高血压、视网膜损伤等合并症

食量提示

每天60克为宜。

食法要略

• 胡萝卜中含有的维生素A和胡萝卜素是脂溶性维生素，应以肉或油搭配，这样营养成分才易被人体吸收。也可将胡萝卜榨汁饮用。

• 胡萝卜最好不要削皮吃，因为胡萝卜素主要存在于皮下。

• 胡萝卜不宜做下酒菜，否则易在肝脏内产生一种毒素，导致肝病的发生。

食疗功效

中医认为，胡萝卜具有下气补中、养肠胃、安五脏、利胸膈等功效。能够防治动脉硬化、便秘，对食欲不振、营养不良、眼干燥症、贫血、高血压、高血脂、肺结核等症有较好的食疗功效。

推荐 牛肉胡萝卜炒面

☑ 原料

牛肉、胡萝卜各50克，青椒30克，熟面条150克，蛋清1个，料酒、老抽、油、盐、葱丝、姜丝各适量。

☑ 做法

① 先将牛肉切丝，用料酒、蛋清、老抽腌制，备用。
② 油胡萝卜、青椒洗净，切丁，备用。
③ 放油锅烧热，滑散牛肉丝，加葱丝、姜丝、盐和少许水，炒出香味。
④ 放入胡萝卜丁、青椒丁制成卤汁。
⑤ 将熟面条用油炒变色，浇上卤汁即可。

☑ 功效

降糖，降脂，降压，补中益气，滋养脾胃，化痰熄风。

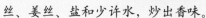

有益于防治糖尿病的营养成分

胡萝卜含有丰富的维生素A、B族维生素、视黄醇、胡萝卜素、膳食纤维等营养成分，能有效地对抗人体内的自由基，延缓肠道内葡萄糖的吸收，减少血糖上升幅度，降糖效果非常明显，对糖尿病及并发症如高血压、视网膜损伤等有较好的防治作用。

白萝卜

稳定血糖，辅助治疗糖尿病性肾病、心脏病、高血压等症

食量提示

每天100克为宜。

食法要略

•吃白萝卜时最好不要削皮，因为白萝卜皮中钙含量很丰富。

•白萝卜属于寒凉蔬菜，阴盛偏寒体质者、脾胃虚寒体质者不宜多食，胃及十二指肠溃疡、慢性胃炎、先兆流产、子宫脱垂等患者忌食。

•白萝卜宜和排骨、豆腐、紫菜等食材搭配。

食疗功效

中医认为，白萝卜具有化痰清热、下气宽中、解毒散瘀、利尿止渴等功效，可起到降低血脂、软化血管、稳定血压等作用，能够预防冠心病、动脉硬化、胆结石等症。

推荐 番茄萝卜

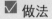

☑ 原料

番茄50克，白萝卜200克，鸡汤、蒜片、鸡精、盐、油各适量。

☑ 做法

①将白萝卜洗净切成滚刀块，备用。
②将番茄剁成泥，备用。
③油锅烧热，放蒜片煸香，将白萝卜块放入，倒入鸡汤熬煮至熟。放番茄泥、鸡精、盐调味即可。

☑ 功效

消积滞，下气宽中，润肠通便。

有益于防治糖尿病的营养成分

白萝卜所含的锌可参与胰岛素的合成与分泌，能稳定胰岛的结构与功能，从而起到稳定血糖的作用；白萝卜中富含香豆酸等活性成分，具有降低血糖的功效；白萝卜还含有大量的可溶性膳食纤维，能够帮助延缓餐后血糖上升，并且能够防治便秘。白萝卜含有丰富的钙，有助于改善糖尿病患者的骨质疏松。经常食用萝卜可辅助治疗糖尿病性肾病、心脏病、高血压等症。

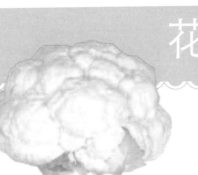

花菜 改善糖耐量

病、心脏病等疾病的发病率。

食量提示

每天70克为宜。

食法要略

• 花菜质地细嫩, 易于消化吸收, 适合儿童、中老年人等脾胃虚弱、消化功能不强者食用。

• 花菜适宜煸炒, 煸炒前应先用沸水焯一下, 不但口感好, 而且也能最大限度保留营养成分。但花菜不宜煮得过软, 吃时应多嚼几下, 利于消化和营养的吸收。

• 颜色白中透黄, 菜朵紧密, 菜叶抱紧的为新鲜花菜。颜色太白, 或上面有黑点的为喷过药和不新鲜的花菜, 不宜购买。

食疗功效

中医认为, 花菜具有润肺、止咳、爽喉等功效, 可提高肝脏解毒能力, 增强机体免疫力。长期用花菜能预防感冒, 减少胃癌、坏血

推荐 **奶油花菜**

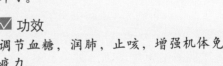

☑ 原料

牛奶250克, 花菜150克, 油、盐、味精、团粉各适量。

☑ 做法

① 将花菜洗净、切块, 入沸水中焯一下。
② 油热后倒入花菜, 加少量肉汤和水烧开, 将熟时, 放盐、味精调味。
③ 将牛奶和团粉调匀, 倒在花菜上烧开即可。

☑ 功效

调节血糖, 润肺, 止咳, 增强机体免疫力。

有益于防治糖尿病的营养成分

花菜中含有丰富的铬, 铬可改善糖尿病患者的耐糖量, 有助于调节血糖, 降低糖尿病患者对胰岛素和降糖药物的需求量。

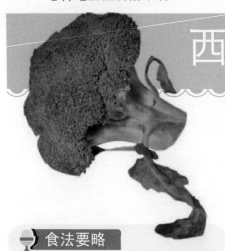

西蓝花

降低胃肠对葡萄糖的吸收速度，提高胰岛素的敏感性

力。内含的硫葡萄糖苷还有抗癌功效。

🍵 食量提示

每天70克为宜。

🍵 食法要略

• 西蓝花适宜煸炒，煸炒前应先用沸水焯一下，不但口感好，而且也能最大限度保留营养成分。但不宜煮得过软，吃时应多嚼几下，利于消化和营养的吸收。

• 西蓝花富含钾，少尿或无尿患者应减少钾的摄入，不宜食用；西蓝花的嘌呤含量比较高，痛风患者应该少食用。

• 西蓝花宜和番茄、香菇等食材搭配。

🍵 食疗功效

中医认为，西蓝花比花菜营养更全面，具有润肺、止咳、开音、爽喉等功效。经常食用西蓝花可增强机体肝脏解毒能力，提高免疫

推荐 炒双花

☑ 原料

西蓝花、花菜各100克，油、葱末、姜末、蒜末、盐、鸡精、淀粉各适量。

☑ 做法

①将西蓝花和花菜洗净切成小朵，分别用沸水焯一下捞出。
②锅中放油，爆香葱、姜、蒜后，放入西蓝花和花菜煸炒片刻，放盐、鸡精调味，再用淀粉勾薄芡即可。

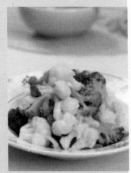

☑ 功效

降糖，润肺，增强机体免疫力。

🍱 有益于防治糖尿病的营养成分

西蓝花与花菜的作用基本相同，但西蓝花的胡萝卜素含量更高一些。西蓝花富含纤维质，能有效地降低肠胃对葡萄糖的吸收速度，可起到降低血糖的作用。而且西蓝花中含有的铬能帮助糖尿病患者提高胰岛素的敏感性，对糖尿病有很好的防治作用。

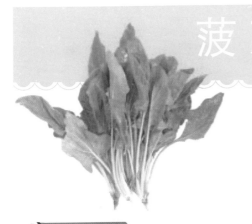

菠菜　改善糖脂代谢

网膜退化等作用。

🥄 食量提示

每天80～100克为宜。

🥄 食法要略

• 食用菠菜时，应先用沸水焯一下，因为菠菜含有较多的草酸会有碍机体对钙的吸收，用水焯后可去掉一部分草酸。同时，吃菠菜时要同时吃些含碱食物，如蔬菜、水果、海带等，以避免草酸与钙结石。

• 菠菜含铁量比较高，但能被吸收的铁并不多，不宜用来补铁、补血。

• 不宜给幼儿多吃菠菜，否则会干扰锌和钙的吸收。

🥄 食疗功效

中医认为，菠菜性甘凉，具有养血、止血、敛阴、润燥等功效，有抗衰老、促进细胞增殖、降低视

推荐　芝麻菠菜

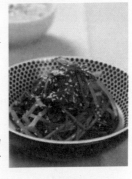

☑ **原料**

菠菜100克，芝麻油2克，鸡精、盐、芝麻各适量。

☑ **做法**

① 将菠菜洗净切段，入锅焯一下捞出。
② 将菠菜沥干水分，摊开放在盘中，加入鸡精、盐、芝麻、芝麻油拌匀即可。

☑ **功效**

降糖，降脂，养血止血，滋阴润燥，通利肠胃。

🥄 有益于防治糖尿病的营养成分

菠菜中含有一种类胰岛素样物质，可起到降低血糖的作用，菠菜根降糖效果更好。菠菜中的酶对增强胰腺的分泌功能有良好作用，而且菠菜中还含有丰富的膳食纤维，不但能清除胃肠内的有害毒素，还可促进胰腺分泌和肠道蠕动，帮助消化，常食菠菜对糖尿病患者的糖脂代谢很有帮助。

芹菜

改善糖代谢，防治糖尿病合并高血压、肥胖症、高脂血症

食量提示

每天50克为宜。

食法要略

•芹菜吃法很多，生吃、熟吃、榨汁都可以。

•食用芹菜时不要把叶子扔掉，因为芹菜叶子的营养成分要比芹菜茎高。

•服用阿莫西林前2小时内不要吃芹菜，因为芹菜中的膳食纤维会降低其在肠道中的浓度，影响药效。

•芹菜宜和牛肉、番茄等搭配。

食疗功效

中医认为，芹菜性味甘平，具有平肝利尿、清热止渴、消炎、镇静、降压等功效。芹菜能缓解关节炎症状，消除疲劳，减轻胃溃疡和帮助消化，预防肠道肿瘤。

推荐 腐竹拌芹菜

☑ 原料

腐竹50克、芹菜100克，盐、醋、芝麻油、生抽、葱丝各适量。

☑ 做法

①腐竹泡软后用水焯一下。
②芹菜切段，入水焯后过凉，与腐竹一起装盘，备用。
③将盐、醋、芝麻油、生抽、葱丝调成汁，浇在备好的菜上面，拌匀即可。

☑ 功效

利尿消肿，降压，补血。

有益于防治糖尿病的营养成分

芹菜含有丰富的膳食纤维，能够减缓餐后血糖的上升。芹菜中含有一种能促进脂肪加速分解的化学物质，有减肥和降糖作用，尤其适宜2型糖尿病合并肥胖症患者。芹菜中还含有芹菜素、钙、磷等，有降低血脂、血压，保护心脑血管、预防动脉硬化等作用。可防治因糖尿病引起的高血压、肥胖症、高脂血症等症。

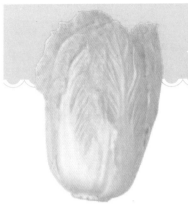

大白菜 延缓餐后血糖上升速度

食量提示

每天100克为宜。

食法要略

•大白菜可以炒、烩、凉拌等，但无论怎样吃，都不要挤掉菜汁，以免营养成分流失。

•隔夜的熟白菜不要吃，否则对身体不利。

•未腌透的大白菜不要吃，以免中毒。

•胃寒腹痛、大便溏稀者不宜食用大白菜。

•大白菜宜和豆腐搭配。

食疗功效

中医认为，大白菜具有养胃生津、除烦解渴、利尿通便、下气消食、清热解毒等功效。白菜中的化合物及纤维素既能帮助消化，又可通便。

推荐 酸辣白菜

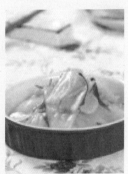

☑ 原料

大白菜300克、红辣椒丝、淀粉、葱丝、姜丝、蒜片各适量；盐、鸡精、醋各少许。

☑ 做法

①将白菜洗净切片。
②将淀粉用水搅匀，放醋、盐、鸡精做成调味料。
③锅中放色拉油烧至八成熟时放入花椒、红辣椒丝、葱丝、姜丝、蒜片，爆香后放白菜急炒至菜熟，放入调味料继续翻炒一会儿即可出锅。

☑ 功效

养胃生津、除烦解渴、利尿通便、清热解毒。

有益于防治糖尿病的营养成分

大白菜不含淀粉和蔗糖，热量低，膳食纤维素含量丰富，可延缓餐后血糖上升速度，调节体内脂肪代谢，抑制胆固醇在血管壁上的沉积等。白菜中丰富的维生素还能够清除糖尿病患者在糖代谢过程中的自由基，对防治糖尿病有很好的作用。

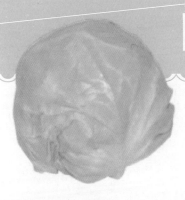

圆白菜 _{调节血糖、血脂}

食量提示

每天70克为宜。

食法要略

•圆白菜富含叶酸，适合孕妇和贫血患者常吃。

•圆白菜容易产生致甲状腺肿物质，甲亢患者应忌食。

•圆白菜可凉拌、煸炒、榨汁、腌制等。

•为了减少维生素C的流失，炒圆白菜时应急火快炒，做汤时应等汤煮开后再放入圆白菜，且煮时应盖上锅盖。

食疗功效

中医认为，圆白菜有抑菌消炎、提高人体免疫力等功效，可对咽喉肿痛、外伤肿痛、贫血、弱视、夜盲症、便秘、肥胖症、胃痛、牙痛等疾病有所帮助。

推荐 圆白菜炒粉丝

☑ 原料

圆白菜150克，细粉丝100克，葱丝、油、盐、鸡精、芝麻油各适量。

☑ 做法

①将细粉丝煮熟，备用。
②锅中放油，爆香葱丝后放入圆白菜快速煸炒至熟。
③加入粉丝、盐、鸡精，再倒几滴芝麻油即可出锅。

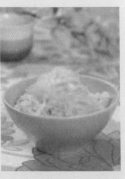

☑ 功效

富含维生素C和铬，可降糖、抑菌消炎、减肥消食、防治便秘。

有益于防治糖尿病的营养成分

糖尿病患者经常食用圆白菜，可以使血糖、血脂得到调节，因为圆白菜不仅含糖量较低，几乎不含淀粉，而且还含有丰富的铬。如果体内铬的储存不足，可导致胰岛素活性下降，使糖耐量受损，从而引发糖尿病。

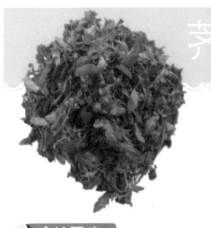

荠菜

预防糖尿病性白内障

食量提示

每天50克为宜。

食法要略

• 荠菜在制作前一定要认真仔细地清洗,最好将其切开用盐水浸泡10多分钟,再用清水冲洗干净方可烹饪。

• 荠菜做馅比较好,制作之前最好不要用水焯。

• 荠菜具有宽肠通便的功效,大便溏稀者慎食。

食疗功效

中医认为,荠菜具有清热、解毒、利尿、通便、抑菌等功效。适宜肥胖症、高血脂、冠心病、高血压、糖尿病、胃肠疾病等患者食用。

推荐　荠菜虾皮饺子

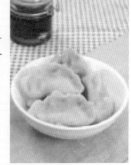

☑ 原料

荠菜200克,虾皮20克,全麦面粉250克,油10克,盐2克,鸡精2克。

☑ 做法

① 将面粉和好,备用。
② 将荠菜择洗干净,切碎,与虾皮、油、盐、鸡精一起拌成馅。
③ 将和好的面团揪若干剂子,擀成皮,放入适量馅做成饺子。下锅煮熟即可。

☑ 功效

降糖,清热,解毒,利尿,通便,降压。

有益于防治糖尿病的营养成分

荠菜含有丰富的粗纤维,可加速大肠蠕动,促进粪便的排出,增进新陈代谢,有助于防治高血压、冠心病、肥胖症、糖尿病、肠癌及痔疮等。荠菜中的橙皮苷有增加体内维生素C含量的作用,经常食用荠菜不但能够消炎抗菌,还能抗病毒。荠菜中抑制眼睛晶状体的醛还原酶,对防治糖尿病性白内障有一定疗效。

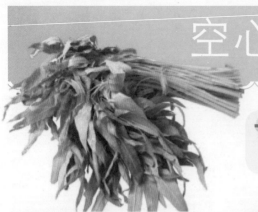

空心菜

有助于2型糖尿病患者控制血糖

食量提示

每天50克为宜。

食法要略

• 空心菜的嫩梢中含有较多的钙及胡萝卜素，适合旺火快炒，这样可避免营养物质的大量流失。

• 空心菜很纤维素较多，可刺激胃肠蠕动，促进排便，便秘者适合多吃。但是空心菜性寒滑利，所以体质虚弱、脾胃虚寒、大便溏泄者不宜多吃。

食疗功效

中医认为，空心菜具有润肠通便、清热凉血、抑菌解毒等功效。空心菜所含的粗纤维素、半纤维素、果胶等，可促进肠蠕动、降低胆固醇、预防血管硬化等，对老年肠燥便秘、痔疮出血有一定的作用。特别是对糖尿病所出现的伤口不易愈合症状有一定的疗效。

推荐 空心菜炒玉米

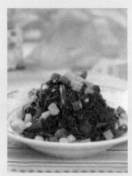

☑ 原料

空心菜200克，熟玉米粒30克，榨菜10克，红椒20克，油10克，盐2克，花椒、鸡精各2克。

☑ 做法

①空心菜水焯、过凉，榨菜切丁，红椒切丁。
②油锅烧热，花椒、榨菜炒香。
③放空心菜、玉米粒、红椒、盐煸炒一会儿，加鸡精调味即可。

☑ 功效

降脂降糖，润肠通便，清热凉血，抑菌解毒。

有益于防治糖尿病的营养成分

空心菜中含有一定的"植物胰岛素"成分，有助于2型糖尿病患者控制血糖。空心菜还含有丰富的膳食纤维，既能帮助糖尿病患者降低胰岛素需求量，还能降低血液中胆固醇总量，有益于防治糖尿病并发高脂血症。

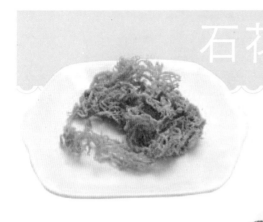

石花菜

降糖、降脂、降压，防治肥胖症、高血压等合并症

食量提示

每天50克为宜。

食法要略

• 石花菜适合凉拌，但食用前必须在开水中焯一下，时间不宜太长，三四分钟即可，否则石花菜会化掉。

• 石花菜适宜与姜末搭配，以缓解其寒性。

• 石花菜性味寒凉，身体虚弱特别是脾胃虚寒、肾阳不足者最好不要食用。

食疗功效

中医认为，石花菜具有清肺化痰、滋阴降火、清热燥湿、凉血止血等功效。石花菜所含的淀粉类硫酸酯为多糖类物质，对高血压、高血脂、便秘有一定的疗效。

推荐　凉拌石花菜

☑ 原料

石花菜150克、鲜姜末、芝麻油、蒜末、鸡精各2克，醋10克。

☑ 做法

①石花菜沸水焯一下，捞出晾凉。
②放鲜姜末、芝麻油、蒜末、醋、鸡精，拌匀后即可。

☑ 功效

降糖、降脂、降压，清肺化痰，滋阴降火，清热燥湿，凉血止血。

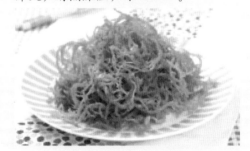

有益于防治糖尿病的营养成分

石花菜含有丰富的膳食纤维，可延缓人体对食物中葡萄糖的吸收，消除餐后高血糖，有降糖作用。石花菜还含有丰富的矿物质和维生素以及褐藻盐酸类物质，有降压、促排便等功效，对防治糖尿病伴肥胖症、高血压等有一定的疗效。

蕨 菜

稳定血糖，防治糖尿病性
肥胖症、高血压

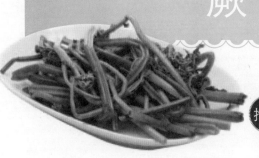

食法要略

• 蕨菜既可鲜食，又可腌制食用。

• 蕨菜食用前应在沸水中焯一下，然后用凉水过凉后再进行烹制，这样可去除黏质和土腥味。

• 蕨菜性味寒凉，大便溏稀、脾胃虚寒者不宜多吃。

食疗功效

　　中医认为，蕨菜具有清热、解毒、润肠、利尿等功效，对高血压、慢性关节炎、头晕失眠、筋骨疼痛等症状有较好的疗效。

食量提示

　　每天30克为宜。

推荐　蕨菜炒鸡蛋

✓ **原料**

蕨菜100克，鸡蛋2个（约120克），油10克，葱丝5克，盐2克。

✓ **做法**

①蕨菜择洗干净，切段，入沸水锅中焯一下捞出，过凉水，沥干水分。
②鸡蛋搅散、炒熟、铲出。
③锅留底油，放入葱丝爆香后放入蕨菜煸炒片刻。放入鸡蛋、盐炒匀即可。

✓ **功效**

降糖降脂，清热解毒，润肠通便，利尿。

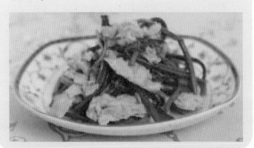

有益于防治糖尿病的营养成分

　　蕨菜中含有丰富的锌和硒。锌可参与胰岛素的合成与分泌，对胰岛素的结构和功能有较强的稳定作用，可稳定血糖，改善糖尿病症状。硒能促进细胞对糖的摄取，具有与胰岛素相同的调节糖代谢的生理活性。对糖尿病性肥胖症、糖尿病性高血压等有较好的防治作用。

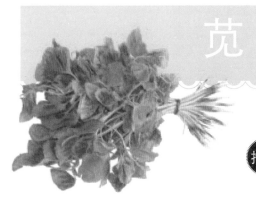

苋菜

改善糖耐量、防治糖尿病合并心脏病、肾病、视网膜及神经病变

食法要略

• 苋菜凉拌或炒着吃都可以,烹调时间不宜过长。

• 脾胃虚弱、大便稀溏者慎食。

食疗功效

中医认为,苋菜具有明目、通窍、补血止血、抗菌止痢、消炎退肿、排毒通便等功效。对急性肠炎、扁桃体炎、细菌性痢疾、尿路感染、甲状腺肿、血吸虫病、贫血等疾病有辅助治疗作用。

食量提示

每天80克为宜。

推荐 腐竹炒苋菜

☑ 原料

腐竹50克,苋菜100克,葱丝5克,植物油6克,盐、鸡精、芝麻油各2克。

☑ 做法

①将腐竹泡发、切段。
②油锅烧热爆香葱丝,放入腐竹煸炒片刻。
③加入苋菜急火快炒。
④加盐、鸡精、芝麻油调味即可。

☑ 功效

降糖降压,清热利湿,消极化痰。

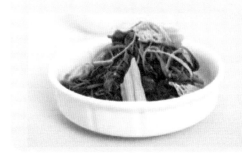

有益于防治糖尿病的营养成分

苋菜含有丰富的镁、钙、铁和维生素K。镁可促进胰岛素各项功能的正常发挥,如果人体缺镁,就会使细胞代谢的正常进行受到干扰,使血糖得不到控制。钙能维持心肌的活动,预防肌肉痉挛;铁能增加血红蛋白含量,促进造血功能。糖尿病患者经常食用苋菜可有效地改善糖耐量,降低血糖,防治糖尿病合并心脏病、肾病、视网膜及神经病变,降低并发症及病死的概率。

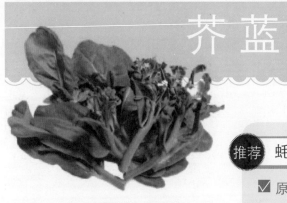

芥蓝

延缓肠道对葡萄糖的吸收速度

食法要略

• 芥蓝不易熟，烹制时水要加得多一些，时间要稍长一些。

• 芥蓝有苦涩味，烹制时加少许酒就可消除苦涩味。

• 消化能力弱的人应少吃。

• 购买芥蓝应选叶苔水嫩、翠绿的为好。

食疗功效

中医认为，芥蓝具有除邪热、解劳乏、清心明目、润肠去热气等功效。可增进食欲，消除牙龈肿胀、出血等症状。

食量提示

每天80克为宜。

推荐 蚝油芥蓝

☑ 原料

芥蓝250克，植物油10克，蒜片5克，蚝油、盐、鸡精各适量。

☑ 做法

①将芥蓝洗净切段，用沸水焯一下捞出，再用凉水过凉，沥干水分备用。
②炒锅上火，倒入植物油烧热，放入蒜片爆香后放入芥蓝煸炒片刻。
③放入蚝油、盐、鸡精，颠炒几下即可出锅。

☑ 功效

降糖，润燥去热，增进食欲。

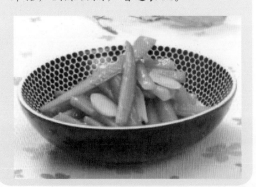

有益于防治糖尿病的营养成分

芥蓝含有丰富的膳食纤维，食用后能延缓人体对食物中葡萄糖的吸收，降低胰岛素的需求量，增进胰岛素与受体的结合，进而起到降低血糖的作用，经常食用可防治糖尿病及其并发症。

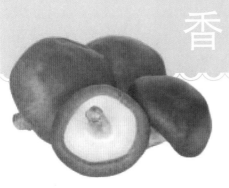

香菇

降糖,改善糖尿病症状,减缓糖尿病并发症的进程

食量提示

每天4~8朵为宜。

食法要略

•泡发香菇的水可在烹饪时用上,因为很多营养物质都溶解在水里。

•泡发好的香菇如果吃不完,应该放在冰箱中冷藏,这样才不会损失营养。

•特别大的香菇不要吃,很可能是激素催肥,对人体不利。

•香菇适合与油菜、黄瓜、鸡肉等食材搭配。

食疗功效

中医认为,香菇性味甘、平、凉,具有补肝肾、健脾胃、益智安神、美容养颜等功效,能增强人体抵抗疾病的能力。

推荐 香菇炖冬瓜

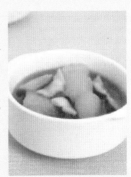

☑ 原料

香菇8朵,冬瓜300克,植物油10克,盐3克,葱末、蚝油、鸡精各适量。

☑ 做法

①将切成小方块的冬瓜入油锅煎炒一下铲出。
②另起一锅,油热后放入葱末炝锅,放入香菇和冬瓜,加水炖煮至熟。
③放盐、蚝油、鸡精后出锅。

☑ 功效

降糖,解渴消暑,养胃生津,补肝肾,健脾胃,利尿,减肥。

有益于防治糖尿病的营养成分

香菇含有丰富的硒元素,硒具有与胰岛素相类似的功效,可调节糖代谢的生理活性,降低血糖,改善糖尿病症状。香菇还含有较为丰富的B族维生素及维生素C,对糖尿病视网膜病变、肾病都有疗效,有利于减缓糖尿病并发症的进程。

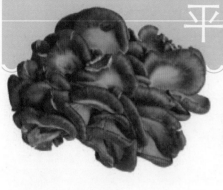

平菇

防治糖尿病性高血压、肥胖症、心脏病

食法要略

• 平菇不宜存放，应现买现吃。

• 平菇含水分较多，烹调时间不宜过长。

食疗功效

中医认为，平菇具有抗病毒、祛风散寒、舒筋活络等功效，长期食用，可改善人体新陈代谢、调节自主神经功能、抑制病毒素的合成和增殖、帮助消化等，对高血压、胃肠道疾病、高血脂、尿道结石、心血管疾病、妇女更年期综合征、软骨病等都有一定的疗效。

食量提示

每天40克为宜。

推荐 三鲜汤

☑ 原料

平菇200克，豆腐200克，白菜心100克，鸡汤800毫升，已煮好的海带适量，芝麻油4克、鸡精4克、盐4克。

☑ 做法

①平菇洗净掰成小块，豆腐切成小块，白菜心洗净，海带切成丝备用。
②将鸡汤烧沸后，放入切好的豆腐、平菇、白菜心、海带，稍煮片刻加芝麻油、鸡精、盐调味即可出锅。

☑ 功效

降糖，降脂，促消化。

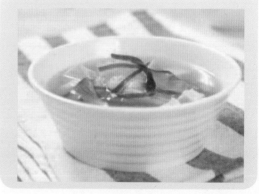

有益于防治糖尿病的营养成分

平菇营养较全面，含有丰富的蛋白质、18种氨基酸及各种微量元素、维生素等，对糖尿病性高血压、肥胖症、心脏病均有一定的防治作用。

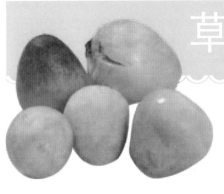

草菇

降低血糖和胆固醇，对糖尿病引起的伤口不易愈合有一定疗效

食法要略

• 草菇适合素炒或做汤，味道鲜美，滑嫩无比。但无论是鲜品或是干品，浸泡时间都不宜过长。

• 草菇性寒，畏寒肢冷、脾胃虚寒及大便溏稀者应少吃。

食疗功效

中医认为，草菇性味甘寒，具有护肝健胃、解毒抑菌、抗癌等功效，经常食用对高血压等症有很好的疗效。

食量提示

每天40克为宜。

推荐　番茄炒椒菇

☑ 原料

番茄50克，青椒50克，草菇50克，植物油5克，盐3克，芝麻油和鸡精各2克。

☑ 做法

① 草菇切片、焯水，番茄去皮、切块，青椒切块。
② 油锅烧热放入葱丝、草菇翻炒片刻。
③ 放入番茄、青椒，炒至收汁。
④ 放盐、芝麻油、鸡精调味即可。

☑ 功效

降糖、降脂、降压，生津止渴，健胃消食。

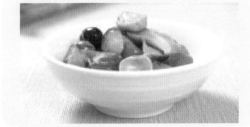

有益于防治糖尿病的营养成分

草菇含有丰富的优质蛋白质及维生素C，而且草菇淀粉含量很少，能够减慢人体对碳水化合物的吸收，有降低血糖、降低胆固醇、促进人体新陈代谢、提高机体免疫力等功效，特别是对糖尿病引起的伤口不易愈合有一定的疗效。

鸡腿菇

调节体内糖代谢，降低血糖，调节血脂

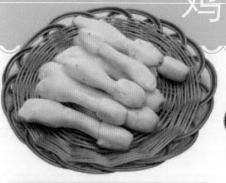

食法要略

• 颜色嫩白、干爽、菇身齐整的鸡腿菇为佳。

• 鸡腿菇不宜存放，应现买现吃。

• 鸡腿菇适宜与肉搭配食用，这样更有利于营养物质的充分吸收。

食疗功效

中医认为，鸡腿菇性味甘平，有益胃清神、消食化积、增进食欲等功效。经常食用鸡腿菇，可帮助消化、降低血压，预防动脉硬化及高血脂、心脏病、肥胖等疾病的发生。

食量提示

每天40克为宜。

推荐 肉炖菌菇

☑ 原料

鸡腿菇100克，水发木耳50克，笋片20克，猪瘦肉100克，花椒、盐各2克，葱末、姜末、蒜末、料酒、老抽、鸡精各适量。

☑ 做法

①猪肉切片。热锅放油，将猪肉片放入锅中煸至变色。

②放花椒、葱末、姜末、蒜末、料酒、老抽烹炒，加水炖煮20分钟。

③放入鸡腿菇、木耳、笋片、盐炖10分钟，放鸡精调味即可。

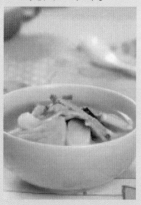

☑ 功效

降糖调脂，滋阴润燥，养胃健脾，消食化积，解毒。

有益于防治糖尿病的营养成分

鸡腿菇营养较为全面，含有丰富的蛋白质、20种氨基酸（其中有人体8种必需氨基酸），具有调节体内糖代谢、降低血糖、调节血脂的作用，是糖尿病患者理想的蔬菜。

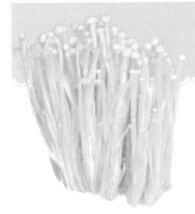

金针菇 增加机体对胰岛素的敏感性

食法要略

• 金针菇吃法很多，凉拌或吃火锅都可以。食用金针菇时一定要让其熟透，否则吃后会中毒。

• 金针菇性味寒凉，脾胃虚寒、畏寒肢冷、大便溏稀者慎食。

食疗功效

中医认为，金针菇具有抗菌消炎、益智安神、抗疲劳、抗肿瘤等功效。它所包含的蛋白质、多种维生素、微量元素及氨基酸，能有效地增强机体的生物活性，促进体内新陈代谢，有利于营养物质的充分吸收。

食量提示

每天40克为宜。

推荐 肉末裹金针

☑ 原料

金针菇40克，猪肉末20克，黄豆芽100克，植物油6克，盐、芝麻油、鸡精各2克，葱丝、姜丝、蒜片、老抽、料酒各适量。

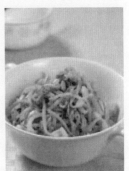

☑ 做法

①金针菇、黄豆芽均焯一下。
②炒锅上火，过热后放入植物油，将猪肉末煸至变色。
③放葱丝、姜丝、蒜片、老抽、料酒爆香，加水适量熬煮10分钟。
④放入金针菇、黄豆芽、盐、芝麻油、鸡精，炒匀，加入湿淀粉勾芡即可。

☑ 功效

降糖，抗菌消炎，益智安神，预防糖尿病并发症。

有益于防治糖尿病的营养成分

金针菇中含有较多的锌，补锌可增加机体对胰岛素的敏感性。经常食用金针菇，对糖尿病性高血压、高脂血症、心脏病等有一定的防治作用。

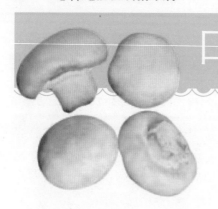

口蘑

调节糖代谢，稳定血糖

食法要略

• 最好吃鲜口蘑，食用袋装口蘑前一定要多漂洗几遍。

• 购买口蘑宜选形状规整，没有黑点、斑点及发黏现象的为好。

• 口蘑与肉搭配，营养才能被人体充分吸收利用。

• 做口蘑不宜放鸡精和味精。

食疗功效

中医认为，口蘑具有宽肠益气、散血等功效，能够调节甲状腺功能、提高机体免疫力、降血脂、降血压、降血糖、预防便秘、减肥美容等。

食量提示

每天食用40克为宜。

推荐 口蘑烧西蓝花

☑ 原料

口蘑60克，西蓝花140克，植物油8克、盐2克，芝麻油2克，葱丝、姜丝各适量。

☑ 做法

①西蓝花掰成小块，口蘑切片。
②油锅烧热，爆香葱丝、姜丝，放西蓝花，加少许水煸炒片刻。
③放入口蘑、盐、芝麻油，勾薄芡即可出锅。

☑ 功效

降糖、降脂，宽肠益气，散血热。

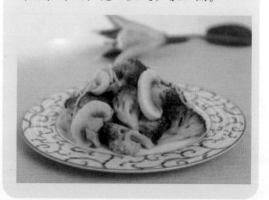

有益于防治糖尿病的营养成分

口蘑中含有的硒元素，能够防止过氧化物损害机体，起到调节糖代谢、稳定血糖的作用。

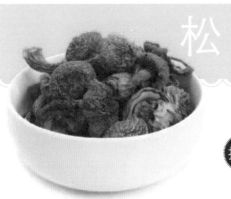

松蘑

调节糖代谢，辅助治疗糖尿病

食法要略

• 松蘑适合炒、炖。

• 松蘑有干品和鲜品之分，最好吃新鲜的松蘑，越新鲜香味越浓。干品松蘑水发后味道会变差，不如鲜品口感好。

食疗功效

中医认为，松蘑具有益肠健胃、止痛理气、强精补肾、美容养颜等功效。所含的抗氧化物还能抑制肿瘤，在健胃、防病、美颜健肤、增强机体免疫力、抗早衰等方面有较好的疗效。

食量提示

每天30克为宜。

推荐 松蘑炖排骨

☑ 原料

猪排骨200克，干松蘑60克，豆腐100克，葱段、姜片各适量，盐3克、老抽5克。

☑ 做法

①干松蘑泡发、洗净，豆腐切块。
②将猪排骨放入锅中加水烧开，稍煮片刻。
③另起锅，加入热水，放猪排骨、葱段、姜片、盐、老抽烧开后改用小火煮至将熟。
④放入松蘑、豆腐炖熟即可。

☑ 功效

益肠健胃，强身健体，可以辅助治疗糖尿病。

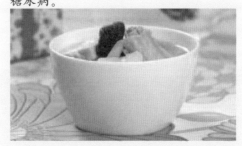

🧂 有益于防治糖尿病的营养成分

松蘑含有丰富的蛋白质、铬和多元醇，能够起到调节糖代谢、辅助治疗糖尿病的作用。

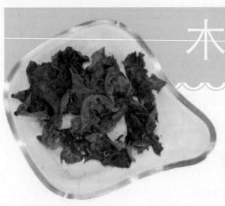

木耳

改善胰岛的分泌功能，
平稳降血糖

推荐 黑白耳汤

☑ **原料**

银耳15克，木耳15克。

☑ **做法**

①将银耳、木耳泡发，洗净备用。
②将泡发好的银耳和木耳放入炖盅
内，隔水炖煮1小时即可。

☑ **功效**

滋补肝肾，适用于糖尿病性高血
压，对动脉硬化及眼底出血者有辅
助疗效。

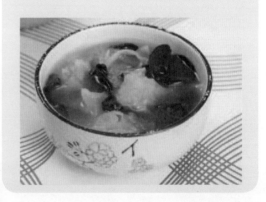

食法要略

• 泡发干木耳最好使用温水，也可
以用烧开的米汤，这样可以使木耳
肥大松软，且味道鲜美。

• 木耳在泡发后仍然紧缩在一起的
部分不宜吃。

• 木耳有活血抗凝的功效，有鼻出
血、齿龈出血、胃肠道出血等出血
性疾病的人不宜食用。

食疗功效

中医认为，木耳性平，味甘，
具有补气养血、润肺止咳、抗凝
血、降压、抗癌、运血的功效。

食量提示

每天50～70克为宜。

有益于防治糖尿病的营养成分

木耳富含甘露聚糖、木耳多糖和膳食纤维，能够修复受损的胰岛细胞，提供胰岛
所需的能量，充分改善胰岛的分泌功能，平稳降低血糖。木耳能防止血栓形成，降
低甘油三酯和胆固醇，延缓动脉粥样硬化，有利于防治糖尿病并发冠心病和脑卒中。
木耳还含有丰富的钾，有助于防治糖尿病合并高血压症。

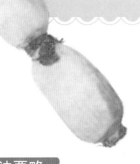

藕

抑制尿糖，降低血糖

食法要略

• 煮藕忌用铁器，以免引起食物发黑。

• 藕既可生吃，也可做成熟食。

• 藕性寒，脾胃功能虚弱者不宜生吃。

食疗功效

中医认为，藕具有解渴生津、祛瘀清热、止血健胃、益气醒酒等功效，藕能刺激肠道，促进排便，对肝病、便秘、尿血、吐血等有虚弱症者都有益。

食量提示

每天200克为宜，藕含淀粉较多，食用时应适量减少主食摄入。

推荐　茄汁藕片

☑ 原料

番茄酱20克，藕200克。

☑ 做法

①藕削皮，切片，放入沸水中汆烫5分钟，捞出过凉。
②将番茄酱倒在藕片上即可。

☑ 功效

降糖，减肥，健脾开胃，增进食欲。

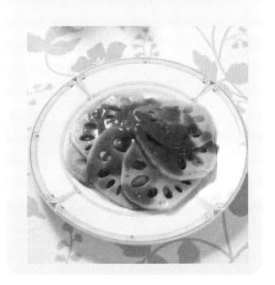

有益于防治糖尿病的营养成分

藕含有大量的维生素C和膳食纤维，而且含糖量也不算高，糖尿病患者适量食用能抑制尿糖，降低血糖，具有防治糖尿病、高血压的作用。

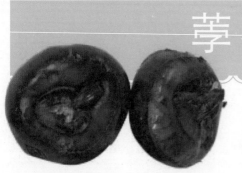

荸荠

防治糖尿病合并高血压及尿多症

🥄 食量提示

每天5～6个为宜。

🥄 食法要略

•荸荠不宜生吃，因为它生长在泥中，外皮和内部都附着细菌和寄生虫，所以一定要煮熟、煮透方可食用。

•荸荠淀粉含量较多，糖尿病患者要适量食用。

•荸荠性寒凉，脾胃虚寒及血虚者忌食。

🥄 食疗功效

中医认为，荸荠具有凉血解毒、益气安中、清热生津、利尿通便、化湿祛痰、开胃消食、降压等功效。可用于治疗黄疸、痢疾、小儿麻痹、便秘等的辅助食疗，对各种急性传染病、癌症也有一定的防治作用。

推荐　海蜇荸荠汤

☑ 原料

海蜇皮100克，荸荠12个。

☑ 做法

①荸荠去皮、切片。
②海蜇洗净与荸荠一同放入锅内，加水炖煮10分钟即可。

☑ 功效

降糖，降压，清心降火，益肺凉肝，对糖尿病性高血压有辅助疗效。

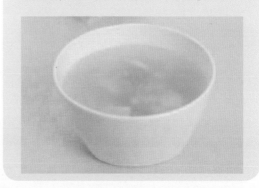

🧂 有益于防治糖尿病的营养成分

荸荠又名马蹄。荸荠中含有丰富的磷，不但对骨骼发育和牙齿生长有利，还可促进体内蛋白质、脂肪、糖三大物质的代谢，特别是对糖尿病伴高血压及尿多症有较好的防治作用。

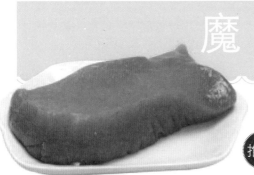

魔芋

降低餐后血糖，预防糖尿病
合并肥胖症、高脂血症

食法要略

•魔芋有一种特殊的味道，可在制作前先用清水浸泡2小时左右，中间换两次水，然后再用沸水汆烫3分钟即可除去此味道。

•魔芋一次不宜食用过多，否则会引起腹胀的不适感觉。

食疗功效

中医认为，魔芋具有润肠通便、补钙、平衡水分、排毒等功效，有提高机体免疫力、抗癌抑菌、减肥等作用。

食量提示

每天80克为宜。

推荐 爆炒魔芋丝

☑ 原料

猪瘦肉50克，魔芋160克，黄瓜100克，老抽3克，料酒10克，干淀粉10克，盐3克，鸡精2克。

☑ 做法

①将猪瘦肉切丝，用料酒、老抽和干淀粉裹匀，腌制一会。
②将魔芋蒸熟，切成细丝；黄瓜切片。
③油锅烧至七成热时放入腌制好的猪肉丝滑散。
④放蒜片爆香，放黄瓜片、魔芋丝、盐，溜炒3分钟，放鸡精调味即可。

☑ 功效

降糖，润肠通便，补钙，平衡水分，排毒。

有益于防治糖尿病的营养成分

魔芋是膳食纤维和水分含量较多的食品，而且热量低，糖尿病患者食用后不仅有饱腹感，还能延缓身体对葡萄糖的吸收，可有效地降低餐后血糖，减轻胰脏的负担，使糖代谢处于良性循环状态，避免血糖出现骤然下降的现象。对糖尿病伴肥胖症、高脂血症有很好的疗效。

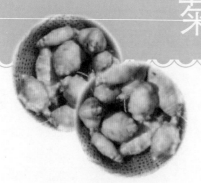

菊芋

控制血糖，对糖尿病性
肥胖症、高脂血症有疗效

食法要略

• 可熬粥或腌制食用。

• 消化功能弱、大便溏稀者慎食。

• 购买菊芋时宜选色泽嫩黄，块茎洁净的为好。

食疗功效

中医认为，菊芋具有利水祛湿、和中益胃、清热解毒等功效，适用于糖尿病、水肿、小便不利者。经常食用能够提高人体免疫功能、预防肠道肿瘤、防龋齿、抗衰老，促进人体矿物质的吸收等。

食量提示

每天40克为宜。

推荐 菊芋粥

☑ 原料

菊芋80克，粳米120克.

☑ 做法

①粳米淘洗干净，入锅，加水适量煮沸。
②将菊芋洗净，切细丁，放入锅中与粳米一块熬煮成粥。放盐调味即可。

☑ 功效

降糖，降脂，利水祛湿，和中益胃，清热解毒。

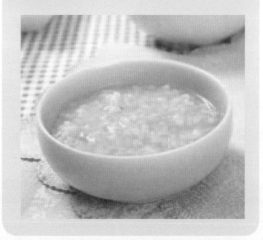

有益于防治糖尿病的营养成分

菊芋，又名洋姜，洋姜提取菊糖，可治疗糖尿病。其对血糖具有双向调节作用。菊芋中含有较多的磷和大量的膳食纤维，不但能利尿，而且还能控制血糖、降低血脂、减肥，对糖尿病性肥胖症、高脂血症有较好的疗效。

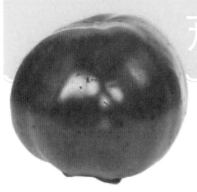

茄子

预防糖尿病引起的视网膜出血及糖尿病性高血压、高脂血症

🥄 食量提示

每天70克为宜。

🥄 食法要略

• 尽量不要削去茄子的紫皮，因为茄子皮含有丰富的维生素E和维生素P，这两种维生素对软化血管及提高身体免疫力大有好处。

• 茄子切开后容易发黑，如果把它放在盐水中浸泡一会儿就不会发黑了。

• 秋后的老茄子含有较多的茄碱，对人体有害，忌食。

• 脾胃虚寒者不宜多吃茄子。

🥄 食疗功效

中医认为，茄子具有清热活血、消肿止痛等功效，紫皮茄子对高血压、咯血、皮肤紫斑、动脉硬化、慢性胃炎、肾炎水肿、维生素C缺乏症均有一定的食疗作用。

推荐 茄子肉粥

☑ 原料

茄子150克，肉末30克、大米100克，植物油10克，鸡精、盐各适量。

☑ 做法

①茄子切丝，焯一下，沥去水分备用。
②油锅烧热，放入肉末煸炒。
③放入茄丝，快熟时，加入鸡精、盐翻炒出锅。
④将粳米熬成粥后，拌入炒好的肉末茄丝即可。

☑ 功效

降糖，降压，降脂，清热活血，消肿止痛。

🦷 有益于防治糖尿病的营养成分

茄子中的脂肪及热量极低，同时茄子还富含维生素P，能够软化血管，对微细血管有很强的保护作用。茄子中所含的皂苷、龙葵素具有降低胆固醇、抗癌的功效。经常食用茄子，可防治糖尿病引起的视网膜出血，及糖尿病性高血压、高脂血症等。

辣椒

防治糖尿病性心脏病、高脂血症

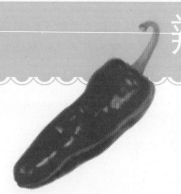

食量提示

每天60克为宜。

食法要略

•炒好的辣椒适当洒些醋，既可减少里面维生素C的流失，又可减轻辣味，味道也不错。

•用油稍微爆炒过的辣椒不仅可发出辛辣的香味，且能提高保健功效。

•辣椒刺激胃黏膜，性热，胃病、阴虚火旺、咳嗽、眼病、痔疮和便秘者忌食。

•高血压、肝炎、肾炎、肺炎、咽喉炎、牙痛、疖肿者慎食辣椒。

食疗功效

中医认为，辣椒具有散寒除湿、开胃消食、发汗解郁等功效，能增强胃肠蠕动，促进血液循环，降低血糖，改善怕冷、血管性头痛、睡眠不好等症状。

推荐 ## 辣椒炒苦瓜

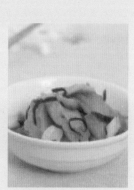

☑ 原料

干红辣椒10克、苦瓜250克，植物油10克，葱末、蒜末、料酒、鸡精、盐、鸡精、芝麻油各适量。

☑ 做法

①干红辣椒用开水浸泡1小时、切丝，苦瓜切片。
②油锅烧热，放辣椒煸出红油，下入葱末、蒜末、料酒、苦瓜，炒至断生。
③加盐、鸡精、芝麻油调味即可。

☑ 功效

养血益气，补肾健脾，滋肝明目，利尿凉血。

有益于防治糖尿病的营养成分

辣椒中所含的辣椒素能够提高胰岛素的分泌量，同时还可保护能够调节糖代谢的激素。辣椒中丰富的维生素C可以控制心脏病及冠状动脉硬化，降低胆固醇，这对防治糖尿病性心脏病、高脂血症有较好的疗效。

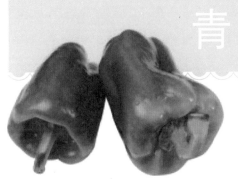

青椒

稳定血糖，减少动脉硬化及冠心病、高血压的发生

🥄 食量提示

每天60克为宜。

🥄 食法要略

•青椒适合急火快炒，这样既能保持青椒脆嫩，而且避免了营养丢失。洗青椒时不要切开再洗，而应洗干净再切，这样既卫生，又能避免营养流失。

•辣味过重的青椒，易引发痔疮、疖疮等，应少食。

•有溃疡、食管炎、咽喉肿痛、咳喘等症者忌食青椒。

🥄 食疗功效

中医认为，青椒具有温中下气、散寒除湿等功效。青椒特有的辣味能够增进食欲，帮助消化，防止便秘。

推荐 椒蘑熘羊肚

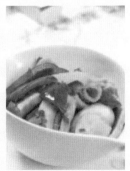

☑ 原料

青椒200克、熟羊肚100克，口蘑50克，料酒、鸡汤、芝麻油、盐、鸡精、香菜末、水淀粉各适量。

☑ 做法

①将青椒、羊肚切片，备用。
②锅里加入鸡汤，放羊肚、口蘑、料酒，烧沸后撇去浮沫。
③放青椒稍煮，用水淀粉勾流水芡。
④放芝麻油、盐、鸡精、香菜末调味即可。

☑ 功效

降压，降糖，降脂，健脾补虚，固表止汗。

🥄 有益于防治糖尿病的营养成分

青椒中所含的硒元素较为丰富，硒能够明显地促进细胞对糖的摄取。糖尿病患者如果经常食用青椒，不但可稳定血糖，还能改善糖、脂肪等物质在血管壁上的沉积，降低血液黏稠度，减少动脉硬化及冠心病、高血压的发生。

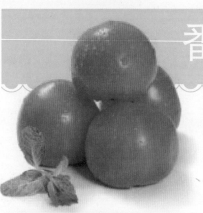

番茄

降低血糖，辅助治疗
糖尿病性心脏病、
高血压、肾脏病

食法要略

• 烹制番茄时稍加点醋，就能破坏其中的有害物质番茄碱。烹制番茄的时间不要太长，以免破坏里面的营养成分。

• 青色未熟的番茄不宜食用。

• 不要空腹吃番茄，以免引起胃胀、胃痛。

食疗功效

中医认为，番茄具有生津止渴、健胃消食、清热解毒、降血压等功效。番茄能维持胃液的正常分泌，促进消化。

食量提示

每天200～400克为宜。

推荐 番茄炒鸡蛋

☑ 原料

番茄400克，鸡蛋2个（约120克），青椒50克，植物油10克，葱花、盐各适量。

☑ 做法

①将鸡蛋炒熟，盛出。
②将锅里放油，爆香葱花，放入番茄、青椒、盐，煸炒片刻，最后放入鸡蛋炒匀即可。

☑ 功效

降糖，降压，清热解毒，健胃消食，温中下气，抗衰老，减肥。

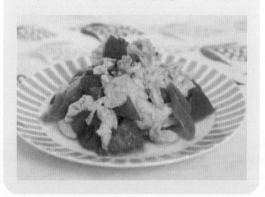

有益于防治糖尿病的营养成分

番茄含有丰富的维生素P、维生素C、B族维生素以及胡萝卜素，可降低血糖，减少血小板黏稠度，预防动脉硬化，对糖尿病性心脏病、高血压、肾脏病有一定的辅助治疗作用。

西葫芦

调节血糖，防治糖尿病及其并发症

 食法要略

• 烹饪西葫芦时时间不宜过长，以免营养物质流失。

• 比较嫩的西葫芦，其皮和瓤都可以吃，这样营养更全面。

• 脾胃虚寒、大便溏稀者应慎食西葫芦。

食疗功效

中医认为，西葫芦具有利尿清热、除烦止渴、润肺生津、消肿散结的功效。西葫芦能够预防夜盲症和肝、肾病变，有助于提高肝、肾细胞的再生能力，还能润泽肌肤。

食量提示

每天80克为宜。

推荐 西葫芦饺子

☑ **原料**

西葫芦500克，虾皮15克，面粉300克，植物油10克、盐3克、鸡精2克。

☑ **做法**

①将西葫芦削皮、去子、擦丝，与虾皮一起放在盆里，加植物油、盐、鸡精拌成馅料。
②面粉和好揪成剂子，擀成皮，放入馅，捏成饺子。
③将包好的饺子放入锅中煮熟即可。

☑ **功效**

利尿清热，除烦止渴，润肺生津，消肿散结。

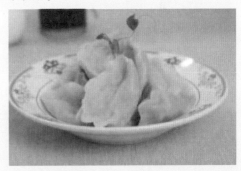

有益于防治糖尿病的营养成分

西葫芦中含有瓜氨酸、腺嘌呤、天门冬氨酸等物质，这些物质不但能提高机体的免疫力，还具有促进人体内胰岛素的分泌。糖尿病患者如果经常食用西葫芦，就可以起到调节血糖、防治糖尿病及并发症的作用。

山药

控制餐后血糖升高

推荐 山药饼

☑ 原料

山药500克，糯米粉300克，鸡蛋1个（约60克）植物油10克，盐3克。

☑ 做法

①山药煮熟剥皮，碾碎；鸡蛋搅成蛋液，备用。
②面粉中放入碾碎的山药和鸡蛋液。
③加少许盐揉匀，擀成面饼状。
④饼铛放油加热，将山药饼放入饼铛中烙熟即可。

☑ 功效

降糖降压，健脾补肺，固肾益精，聪耳明目。

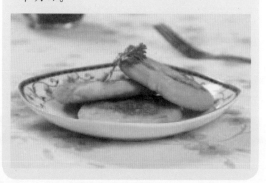

🍵 食法要略

•山药必须去皮食用。去皮时必须戴上手套，以免山药皮中的皂角素和黏液中的植物碱引起皮肤过敏，出现红肿和痒痛现象。

•制作山药的时间不宜过长，因为山药中的淀粉酶不耐高温，久煮会损失其营养成分。同时忌用铜锅或铁锅烹制。

食疗功效

中医认为，山药具有健脾补肺、固肾益精、聪耳明目、强筋骨、助五脏等功效。能预防心血管系统的脂肪沉积，防止动脉硬化等疾病。

食量提示

每天60克为宜，山药中淀粉含量较高，食用时应适当减少主食。

🏺 有益于防治糖尿病的营养成分

山药含有大量黏蛋白、淀粉酶、皂苷、游离氨基酸、多酚氧化镁、可溶性纤维等营养物质，几乎不含脂肪，糖尿病患者食用后，能推迟胃内食物的排空时间，控制餐后血糖升高。

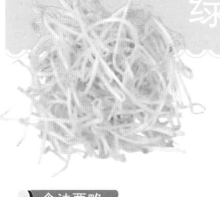

绿豆芽

有效控制餐后血糖的上升,防治糖尿病及其并发症

🍴 食法要略

• 绿豆芽既可凉拌又可爆炒。

• 绿豆芽性寒,食用时加一点姜丝,以祛寒性。

• 绿豆芽烹饪时要急火快炒;凉拌时应该先用沸水焯一下,去除豆腥味。

🍴 食疗功效

　　中医认为,绿豆芽具有清热解毒、利尿除湿等功效。绿豆芽可清除血管壁中胆固醇和脂肪的堆积,防治心血管病变,还有降压、降脂、解毒等作用。

🍴 食量提示

　　每天50克为宜。

推荐 韭菜炒绿豆芽

☑ 原料

韭菜250克,绿豆芽100克,植物油、葱丝、姜丝、盐各适量。

☑ 做法

①油锅烧热,炝葱丝、姜丝,放入绿豆芽翻炒几下。
②放入韭菜、盐,炒匀即可。

☑ 功效

降糖,降脂,温阳行气,散瘀解毒,利水消肿。

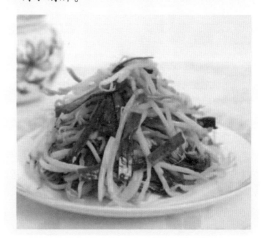

🍶 有益于防治糖尿病的营养成分

　　绿豆芽含有较为丰富的营养物质,热量低、膳食纤维丰富,可有效控制餐后血糖的上升,对防治糖尿病及并发症有一定的疗效。

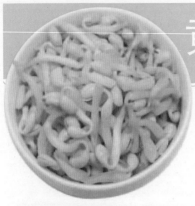

黄豆芽

有效控制餐后血糖的上升，防治糖尿病及其并发症

食量提示

每天50克为宜。

食法要略

•黄豆芽既可凉拌又可爆炒。水焯或爆炒的时间既不要过长，也要保证熟透。

•黄豆芽吃不完，可焯熟后放进冰箱冷冻，虽然结冰，但丝毫不影响口味。

•生发黄豆芽时，不要让豆芽生得过长。

•消化能力弱、脾胃虚寒者慎食黄豆芽。

食疗功效

中医认为，黄豆芽具有益智安神、抗病毒、抗疲劳、美容健体等功效，黄豆芽能减少体内乳酸的堆积，预防神经衰弱、贫血等症，对糖尿病伴高血压及动脉硬化有一定的防治作用。

推荐 黄豆芽炒火腿

☑ 原料

黄豆芽150克，火腿肉100克。植物10克，蒜片5克，盐、鸡精各适量。

☑ 做法

①将火腿肉切丝。
②油锅烧热，炝蒜片，放入黄豆芽，加少许水焖一会儿。
③放火腿丝、盐煸炒，加鸡精调味即可盛出。

☑ 功效
降糖，促进肠道蠕动，通利大便。

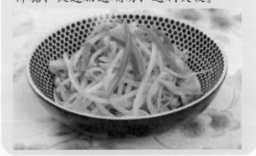

🍚 有益于防治糖尿病的营养成分

黄豆芽与绿豆芽一样，含有较为丰富的营养物质，具有热量低、膳食纤维丰富的特点，可有效地控制餐后血糖的上升，对防治糖尿病及其并发症有一定的疗效。

莴笋

改善糖代谢,降低血糖、尿糖

食法要略

• 莴笋的做法很多,凉拌、烹炒都可以,但都要保持它脆嫩的特色。

• 烹炒时要急火快炒,切忌时间过长,以致营养损失。

• 吃莴笋时不要丢弃叶子,因为叶子中所含的营养成分更高。

• 莴笋怕咸,盐要少放一点。

食疗功效

中医认为,莴笋具有镇静、除湿、利尿、降压、健胃消食等功效。对防治缺铁性贫血,改善肝脏功能有一定辅助疗效,还有助于抵御风湿性疾病和痛风等。

食量提示

每天60克为宜。

推荐 肉炒莴笋

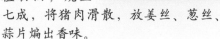

☑ 原料

猪肉50克,莴笋120克,蛋清30克,料酒、老抽各5克,白胡椒、盐、鸡精、芝麻油各2克,姜丝、葱丝、蒜片各适量。

☑ 做法

① 将莴笋削皮、切片。
② 猪肉切薄片,放蛋清、料酒、老抽、白胡椒粉腌制20分钟。
③ 炒锅中倒入植物油,烧至七成,将猪肉滑散,放姜丝、葱丝、蒜片煸出香味。
④ 放入莴笋片急火爆炒,放盐、鸡精、芝麻油即可颠匀出锅。

☑ 功效

降糖,滋阴润燥、健胃消食。

有益于防治糖尿病的营养成分

莴笋含有较多的烟酸,烟酸是胰岛素的激活剂,可改善糖的代谢功能,起到降低血糖、尿糖等作用。莴笋还含有丰富的维生素、无机盐,常吃对糖尿病性高血压、心脏病有较好的防治作用。

竹笋

延缓胃肠排空时间，避免餐后血糖骤然上升

食量提示

每天25克为宜。

食法要略

•竹笋食用前应先用开水焯一下，去除其中的草酸。

•竹笋切法有讲究，靠近笋尖的地方宜顺切，下部宜横切，这样烹饪时竹笋既容易烂熟又可入味。

•胃溃疡、胃出血、肾炎、肝硬化、肠炎、尿路结石、低钙、骨质疏松、佝偻病等患者不宜多吃。

食疗功效

中医认为，竹笋具有滋阴凉血、清热化痰、利尿通便、养肝明目、解渴除烦等功效，可促进消化、防治大肠癌、乳腺癌等症，对便秘、肥胖、水肿、急性肾炎、喘咳等疾病有所帮助。对肺热咳嗽、动脉硬化、冠心病也有一定的疗效。

推荐 炒双鲜

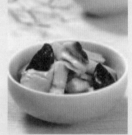

☑ 原料

竹笋50克，鲜香菇8朵，盐2克、生抽2克、植物油5克。

☑ 做法

①将竹笋剥去外皮，洗净，改刀成小条；香菇洗净切片。
②烧开水后，将切好的竹笋和香菇先后倒入汆水片刻，沥干备用。
③炒锅放入植物油，将汆过水的竹笋和香菇条倒入翻炒。
④快要熟时，依口味加入盐、生抽，翻炒几下即可出锅。

☑ 功效

延缓餐后血糖升高，降脂，清热化痰，利尿通便。

有益于防治糖尿病的营养成分

竹笋具有低脂、低糖、高蛋白、多纤维的特点，非常有利于糖尿病患者食用，能够延缓胃肠排空时间，避免餐后血糖骤然升高。竹笋还有助于糖尿病性肥胖症的防治。

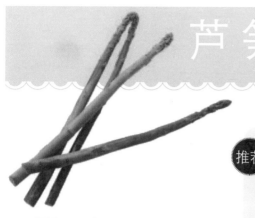

芦笋

防治糖尿病并发高血压、视网膜损害、肥胖症

食法要略

•芦笋中的叶酸怕高温，烹饪芦笋时就要避免用高温，最好用微波炉中火加热两三分钟。

•炒制芦笋前应先用水焯一下。

•芦笋含有较多的嘌呤，痛风患者忌食。

食疗功效

中医认为，芦笋具有利尿、镇静等功效，有防癌、抗癌、增强机体免疫力等作用，适宜水肿、膀胱炎、肾病、胆结石、肝功能障碍等症的辅助治疗。

食量提示

每天50克为宜。

推荐　茄汁芦笋

☑ **原料**

番茄酱20克，芦笋100克，植物油5克，盐、鸡精各2克，芝麻油3克，水淀粉5克。

☑ **做法**

①将芦笋用水焯一下后切成三段，再斜切。
②油锅烧热，下入番茄酱煸炒片刻。
③放芦笋段、适量清水、盐、鸡精，烧沸。
④放少许芝麻油，用水和淀粉勾芡即可。

☑ **功效**

降糖、降压，生津止渴，健胃消食，清热解毒，利尿。

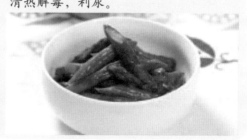

有益于防治糖尿病的营养成分

芦笋所含的蛋白质、微量元素、碳水化合物及多种维生素的质量均高于其他蔬菜，特别是芦笋含有的香豆素、铬等成分具有降低血糖、调节血液中脂肪与糖分浓度的作用。经常食用芦笋，对糖尿病并发高血压、视网膜损害、肥胖症等有较好的防治作用。

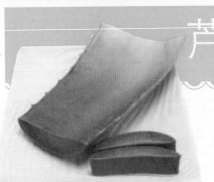

芦荟

调节血糖代谢，稳定血糖

食法要略

• 芦荟味苦，食用时需削去皮，水煮3~5分钟即可去除苦味。

• 孕期、经期及患有腹泻、痔疮、鼻出血者、儿童及体虚之人忌食芦荟。

• 芦荟有500多个品种，可以食用的也就几个品种，因此不可乱吃。

食疗功效

中医认为，芦荟具有镇静、强心、利尿、抗菌等功效，适用于痛风、哮喘、便秘、胃病、烧伤、烫伤、肥胖症、心脏病、高血压等的辅助治疗。

食量提示

每天20克为宜。

推荐 芦荟拌番茄

☑ 原料

芦荟60克、番茄200克，葱丝5克，芝麻油、鸡精各2克，酱油10克。

☑ 做法

①将芦荟水洗后去皮，入沸水锅中煮3~5分钟捞出，切丁。
②番茄洗净，切丁。
③将芦荟、番茄共放在盘中，将葱丝、芝麻油、鸡精、酱油调成汁浇在上面，拌匀后即可食用。

☑ 功效

降糖，清热解毒，润肠通便。

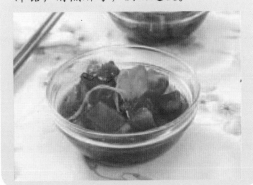

有益于防治糖尿病的营养成分

芦荟有一种能持续降低血糖浓度的物质，而且芦荟本身还具有胰岛素样的作用，能调节糖尿病患者体内的血糖代谢，对血糖的稳定有较好的作用，芦荟是防治糖尿病比较理想的蔬菜。

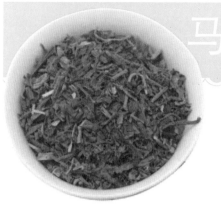

马齿苋
具有显著降糖效果,并能稳定血糖

🍶 食量提示

每天80克为宜。

🍶 食法要略

• 马齿苋需放入沸水中焯一下,以免引起过敏反应。

• 马齿苋适合做汤或熬粥喝。

• 购买马齿苋,宜选节叶间呈白灰色、株小体嫩、叶子青绿色的。

🍶 食疗功效

中医认为,马齿苋具有生津止渴、清热解毒、凉血润燥、利尿通淋、散血消肿、润肺止咳等功效,有"天然抗生素"的美称,马齿苋对大肠杆菌、痢疾杆菌、金黄色葡萄球菌等多种细菌都有较强的抑制作用。能增强心肌功能、保护心血管。适用于肠炎、痢疾、尿道炎、湿疹、皮炎、痔疮、出血、毒蛇咬伤、肺结核等病的辅助治疗。

推荐 马齿苋芹菜粥

☑ 原料

马齿苋100克,芹菜叶50克,粳米50克,盐2克。

☑ 做法

①将马齿苋洗净切段,放沸水中焯一下捞出。芹菜叶洗净,切段备用。

②粳米淘洗干净后放入锅中,放水适量熬煮。

③煮至快熟时放入马齿苋、芹菜叶同煮至熟,放盐调味即可食用。

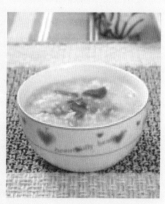

☑ 功效

降糖,降压,降脂,缓解便秘。

🥄 有益于防治糖尿病的营养成分

马齿苋所含的去甲肾上腺素能促进胰岛分泌胰岛素,对糖代谢的调节起着非常重要的作用,降糖效果显著,并能够使血糖得到稳定,对糖尿病及其并发症具有较好的防治作用。

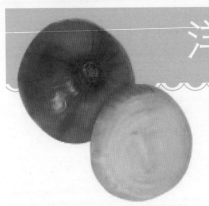

洋 葱

刺激胰岛素合成及释放，
调节血糖

食量提示

每天50克为宜。

食法要略

•洋葱宜选扁圆、不大不小、皮干色紫的为好，一般紫皮洋葱的营养成分要比白皮的高。

•不可过量食用洋葱，否则会产生胀气和排气。

•患有眼病及皮肤瘙痒症者忌食。

食疗功效

中医认为，洋葱具有降压、降脂、止泻止痢、杀菌消炎、利尿等功效。洋葱含有前列腺样物质及能激活血溶纤维蛋白活性的成分，能减少外周血管和心脏冠状动脉的阻力，对心脏有保护作用。洋葱可用于创伤、溃疡、阴道炎、高血压、高脂血症、心脑血管病、感冒、骨质疏松等疾病的辅助治疗。

推荐  拌洋葱木耳

☑ 原料

洋葱100克，木耳15克，芝麻10克，盐、芝麻油、生抽、醋各适量。

☑ 做法

①木耳泡发、焯水、过凉。
②洋葱切细丝，用凉水过一下，沥干水，备用。
③洋葱与木耳放在盘中，加盐、芝麻油、生抽、醋、芝麻拌匀即可。

☑ 功效

降糖，降压，降脂，滋阴润燥，养血益胃，杀菌消炎，利尿。

有益于防治糖尿病的营养成分

洋葱含有较为丰富的硒元素，硒可以修复和保护胰岛细胞免受损害，维持正常的胰岛素分泌功能，调节血糖，使血糖保持稳定。洋葱还含有一种抗糖尿病的化合物，具有刺激胰岛素合成及释放的作用，能够起到防治糖尿病的功效。

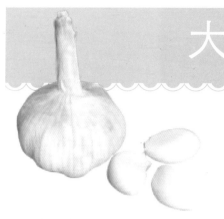

大蒜

促进胰岛素合成，降糖效果显著

食法要略

• 炒肉时放点大蒜，即可去掉腥膻，又能提出香味，还能杀菌解毒、增进食欲。

• 腌制大蒜时间不要过长（大蒜稍微泛绿就可以食用），以免损害其营养素。

• 生食大蒜可防治感染性疾病。

• 有十二指肠溃疡、胃溃疡等胃肠疾病者忌食大蒜。

• 过量食用大蒜会影响视力。

食疗功效

中医认为，大蒜具有杀菌、解毒、消炎等功效，对大肠杆菌、痢疾杆菌、霍乱病菌及各种病菌有较强的灭杀作用。大蒜还能提高肝脏解毒能力、延缓衰老、预防流感、抗癌等。

食量提示

生蒜2～3瓣（8～10克）、熟蒜3～4瓣（10～12克）为宜。

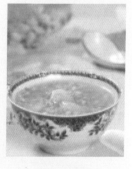

推荐　大蒜粥

☑ 原料

紫皮大蒜30克，粳米100克。

☑ 做法

① 大蒜去皮，放沸水中煮1分钟捞出。

② 将粳米放入煮蒜水中煮成稀粥，再将蒜放入，同煮为粥。

☑ 功效

此粥具有降糖、下气健胃、解毒止痢的功效。

有益于防治糖尿病的营养成分

大蒜所含的硒较为丰富，对胰岛素的合成起到一定的作用，降糖效果显著。大蒜还含有一种"蒜精"，能够明显地抑制某些葡萄糖生成酵素，有益于糖尿病的防治。

豌豆苗

改善糖耐量，降低血糖

推荐 肉炒豌豆苗

☑ 原料

猪瘦肉50克，豌豆苗150克，蛋清30克，盐、生抽各2克，鸡精、料酒、葱丝、姜丝各适量。

☑ 做法

① 豌豆苗洗净，焯一下。
② 猪肉切丝，用料酒、蛋清腌制20分钟。
③ 油锅烧热后放猪肉丝滑散后盛出。
④ 锅留底油，炝葱丝、姜丝，放猪肉丝、豌豆苗、盐、生抽煸炒，放鸡精调味即可。

☑ 功效

降糖，降脂，止尿，止泻，消肿，促进肠胃蠕动，防止便秘。

食法要略

•豌豆苗是豌豆萌发出2~4个子叶时的幼苗，最适宜做汤。

•豌豆苗适合与富含氨基酸的食物搭配，可提高其营养价值。

•豌豆苗不可多食，以免腹胀。

食疗功效

中医认为，豌豆苗具有理中益气、补肾健脾、抗菌消炎、除烦止渴、和五脏、生精髓等功效。对心血管病、便秘、癌症有一定的辅助治疗作用，对糖尿病患者也有很好的补益作用。

食量提示

每天50克为宜。

有益于防治糖尿病的营养成分

豌豆苗含有较多的铬，铬是胰岛素的辅助因子，可提高胰岛素的效能，改善糖耐量，起到降低血糖的作用。豌豆苗还含有丰富的优质蛋白及人体所必需的各种氨基酸，对2型糖尿病的防治有较好的作用。

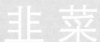

韭菜

降低血糖,防治糖尿病
合并冠心病、高脂血症

食量提示

每天80~100为宜。

食法要略

•韭菜既可以炒、拌,又可以做配料、做馅等。

•韭菜煸炒时间不宜过长,否则既损失营养,又影响口感。

•隔夜的熟韭菜不宜再吃。

•韭菜适宜便秘、产后乳汁不足女性、寒性体质等人群。但是韭菜也不能吃太多,如果吃多的话,会导致轻微腹泻。

食疗功效

中医认为韭菜具有文中下气、补肾益阳等功效,还有很好的杀菌作用,可用于寒性闭经、白带异常、阳痿等疾病的辅助治疗。

推荐 韭菜炒鸡蛋

☑ 原料

韭菜200克,鸡蛋2个(约120克),植物油10克,盐3克。

☑ 做法

①韭菜洗净、切段。
②鸡蛋打散,入油锅炒熟,盛出。
③另起油锅,放入韭菜煸炒片刻。放入鸡蛋、盐,炒匀即可。

☑ 功效

降糖,并能促进肠道蠕动、保持大便畅通。

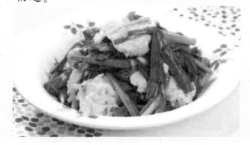

有益于防治糖尿病的营养成分

韭菜含有丰富的膳食纤维,能够改善糖尿病症状。韭菜含有的挥发性精油及硫化物,具有降低血糖的功效,对糖尿病及其合并冠心病、高脂血症等病有较好的防治作用。切韭菜含糖量很低,适合各类型糖尿病患者食用。

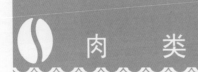

肉　类

肉类食品对稳定血糖有什么益处

肉类对于糖尿病患者来说也是不可缺少的，因为肉类可以给人体提供脂肪、蛋白质、氨基酸以及矿物质。只要糖尿病患者能够控制饮食的总热量和坚持适量运动，在饮食中适当搭配些肉类对身体是有好处的，可以增强体质，更有利于防止并发症的发生。

肉类分红肉和白肉，红肉指牛肉、羊肉、猪肉等；白肉指鸡肉、鸭肉、鱼肉等。糖尿病患者最好吃白肉，因为白肉的脂肪含量相对少一些，蛋白质含量相对多一些，而且所含蛋白质是优质蛋白。尤其是鱼肉，不仅具有上述优点，而且还含有两种人体所必需的不饱和脂肪酸。因此，糖尿病患者适量吃些肉类和鱼类可以起到降血脂、抗血栓、改善大脑功能、增强机体抵抗力等功效。

糖尿病患者选择肉类食品事有一个窍门，就是："吃四条腿的（畜）不如吃两条腿的（禽），吃两条腿的不如吃没有腿的（鱼）"。

肉类食品吃多少为宜

糖尿病患者对肉类的摄入量应适当控制。肉类中的蛋白质占总热量的12%～20%，对一个中等体型的糖尿病患者来说，每日所需蛋白质总量为每千克体重0.8～1.2克。对孕妇、身体虚弱者、有消耗性疾病者可适当增加到每千克体重1.5～2克。

一般糖尿病患者每天吃肉食以100～150克为宜，若每天吃150克肉食，建议畜肉、禽肉和鱼肉各50克。

哪些肉类尽量不吃，哪些肉类可以适量少吃

尽量不吃的肉类：香肠、火腿、羊肉、午餐肉、猪脑、牛脑、羊脑、猪肉松、炸鸡。

适量少吃的肉类：猪肚、牛肚、羊肚、扒鸡、猪心、鸡心、猪肝、羊肝、牛肝、鹅肝、猪腰、羊腰、牛腰、猪肺、猪蹄、猪肠、清蒸猪肉、煨牛肉。

肉类食品什么时候吃合适

由于肉类食后有饱腹感，不易消化，因此糖尿病患者最好选择在正餐吃。可按粮食类的方式分到三餐中去。

肉类食品怎样与其他食物合理搭配

肉类最好与蔬菜搭配着吃，如鸡肉搭配胡萝卜、黄瓜、木耳、蘑菇、茭白；鸭肉搭配莴笋、葫芦；鱼肉搭配马蹄、芋头等，这样维生素、蛋白质都有了，还可以保证人体必需氨基酸的供给。

吃肉类食品应该注意什么问题

- 最好是买肉回来自己烧，这样既卫生又安全。
- 尽量不要经常吃烤肉、熏肉之类的食品。

运动降糖的注意事项

众所周知，适量运动是控制血糖的方法之一。但是糖尿病患者在运动的过程中有些问题需要注意：

由于糖尿病患者有可能出现低血糖的症状，故此，在运动前应先检查血糖水平。若血糖过低，可进食一些含碳水化合物的小食品，例如饼干，以预防出现低血糖。

糖尿病患者不能如常人那样随意大强度锻炼，随意调节体内血糖，故运动和饮食、用药等一样都要定时定量，尤其不可空腹运动。

最佳运动时间在餐后1.5～2小时后。因为此时血糖处于高峰期，运动有助于血糖迅速转化。

确保运动前有足够热身，运动后期步伐亦要逐渐减慢。

运动期间及之后要多饮水。

若饭后常出现血糖升高，可考虑于饭后散散步，有助改善情况。

若同时患有其他疾病，例如严重的视网膜病或高血压，以步行、踏单车、游泳等运动较为理想。

鸭肉

补充B族维生素，稳定血糖

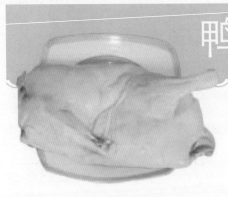

食量提示

每天60克为宜。

推荐 鸭肉烩山药

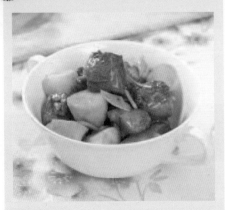

有益于防治糖尿病的营养成分

鸭肉的蛋白质含量比畜肉高很多，而脂肪又比畜肉低，且味道鲜美，将鸭肉与芡实搭配对糖尿病脾虚水肿有一定的防治作用。

食法要略

• 烹饪鸭肉时加点盐，能有效地溶出含氮浸出物，使味道更鲜美。

• 煲老鸭汤时，在锅里放一些木瓜皮，其中的酵素会加速鸭肉变黏，使汤更加美味黏稠。

• 有胃腹疼痛、腹泻、腰痛、痛经、受凉引起的食欲减退者忌食鸭肉。

食疗功效

中医认为鸭肉具有滋阴养胃、健脾利水、清肺解热、定惊解毒等功效，鸭肉所含的B族维生素、维生素E可延缓衰老。对心肌梗死等心脏病、神经炎、脚气病、便秘、水肿、身体虚弱均有一定的辅助疗效。

☑ 原料

鸭肉180克，山药180克，植物油10克，葱丝、姜片、料酒、老抽、盐各适量。

☑ 做法

①山药削皮、切块，鸭肉切块、焯水，捞出，沥净水分备用。
②油锅烧热，放入鸭肉煸炒至变色。
③放葱丝、姜片、料酒、老抽、水，用大火烧开。
④改小火炖煮至将熟，放入山药块、盐，炖熟即可。

☑ 功效

消除油腻，减轻体内脂肪堆积。降糖，降脂。

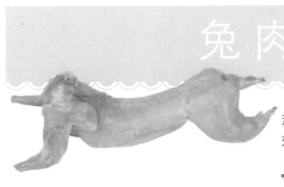

兔肉

防治糖尿病性心脏病、高脂血症、肥胖症

热、明目；兔骨对头痛目眩、消渴有疗效；兔血能凉血活血、催生。

🥣 食量提示

每天80克为宜。

🥣 有益于防治糖尿病的营养成分

兔肉所含的胆固醇低于其他所有肉类，而兔肉所含的卵磷脂相对较高，卵磷脂可保护血管、预防动脉硬化。兔肉对糖尿病性心脏病、高脂血症、肥胖症有较好的防治作用。

🥣 食法要略

•兔肉最好是在夏天吃，因为兔肉性凉，初春及寒冬季节不宜吃兔肉。

•兔肉"性随和"，无论与哪种食物搭配，都会附和哪种食物的味道，有"百味肉"之称。

•兔肉不宜和鸡肉搭配烹调，二者同食容易导致痢疾。

•兔肉性凉，吃兔肉最好在夏天。

•四肢怕冷等阴虚症状明显的女性不宜食兔肉。

🥣 食疗功效

中医认为，兔肉具有滋阴凉血、解毒去热、益气润肺、健脑益智等功效。兔子全身是宝，兔脑可治冻疮；兔肝可泻肝

推荐 绿豆芽炒兔肉丝

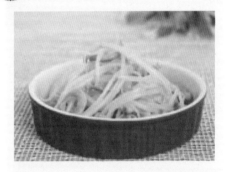

☑ 原料

绿豆芽100克，兔肉160克，植物油10克，盐3克，姜丝、蒜末各5克，鸡精、芝麻油各2克，料酒、淀粉各适量。

☑ 做法

①绿豆芽焯熟。
②兔肉切丝，用料酒、盐、淀粉腌制，氽熟。
③油锅烧热，放姜丝、绿豆芽、兔肉煸炒。
④放蒜末、鸡精调味即可。

☑ 功效

降脂，滋阴凉血，解毒去热，益气润肺。

鸡肉

糖尿病患者良好的
蛋白质来源

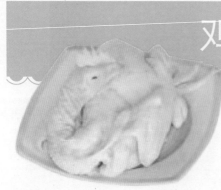

食量提示

每天100克为宜。

有益于防治糖尿病的营养成分

　　糖尿病患者蛋白质的消耗量比正常人有所增加，所以需要适量补充蛋白质。鸡肉含有丰富的优质蛋白质及磷脂类，与畜类相比具有低脂、低热的特点，且鸡肉营养丰富，对糖尿病有很好的滋补作用，糖尿病患者经常食用鸡肉可强身健体，增强机体抵抗力。

食法要略

• 鸡肉的营养高于鸡汤。

• 冷冻的鸡肉有股腥味，将鸡肉解冻后，撒上姜末，加入生抽腌制20分钟可去除腥味。

• 鸡屁股是淋巴最为集中的地方，储藏着很多病菌、病毒和致癌物，应切除。

• 痛风患者不宜喝鸡汤。

食疗功效

　　中医认为，鸡肉具有温中益气、补精添髓、益五脏、补虚损、活血脉等功效。鸡肉对营养不良、乏力疲劳、畏寒怕冷、月经不调、贫血、虚弱等症有较好的食疗作用。

推荐　鸡丁豌豆萝卜粒

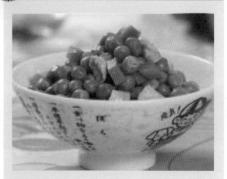

☑ 原料

鸡肉200克，青豌豆30克，胡萝卜50克，植物油6克，酱油3克、醋5克、芝麻油2克、鸡精2克，盐3克，料酒、蛋清、淀粉各适量。

☑ 做法

①胡萝卜削皮、切丁。
②鸡肉切丁，用料酒、蛋清、盐、淀粉腌制后，入油锅滑散，捞出。
③将青豌豆入油锅煸炒至熟，盛入鸡丁盘内拌匀。
④将酱油、醋、芝麻油、鸡精放入碗中调成汁，浇在鸡丁上即可。

☑ 功效

降糖，降脂，理中益气，补肾健脾，除烦止渴。

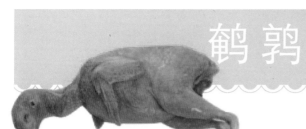

鹌鹑

防治糖尿病性高血压、
心脏病、肥胖症、水肿

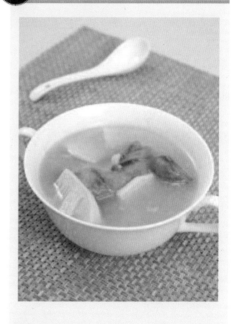

推荐 笋片鹌鹑汤

🔖 有益于防治糖尿病的营养成分

鹌鹑肉具有高蛋白、低脂肪、低胆固醇的特点，而且鹌鹑肉含有丰富的卵磷脂、脑磷脂及芦丁，对糖尿病性高血压、心脏病、肥胖症、水肿等有较好的防治作用。

🍽 食法要略

• 皮肉光滑、嘴柔软的为嫩鹌鹑，品质好。

🍽 食疗功效

中医认为，鹌鹑肉具有补益五脏、养肝清肺、强壮筋骨、止泻痢、消疳积等功效，对于治疗产后血虚、消化不良、头晕乏力、神经衰弱等症有辅助作用。胃病、肝肿大、腹水、心脑血管病、皮肤过敏、呕吐、贫血、肥胖症等患者食用可使疾病有所缓解。

🍽 食量提示

每天半只（70克）左右为宜。

☑ 原料

鹌鹑肉200克，笋片100克，北沙参5克，盐5克，鸡精2克。

☑ 做法

①将鹌鹑收拾干净，沸水去掉血秽，放入沙锅中。
②加入北沙参、笋片、盐、开水慢火炖煮至熟。
③放鸡精调味即可。

☑ 功效

补益五脏，养肝清肺，帮助消化，预防便秘。

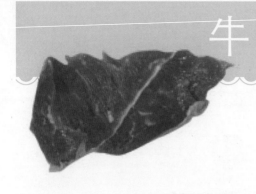

牛 肉

提高胰岛素合成代谢率

者食用可对疾病有所帮助。

食量提示

每天80克为宜。

有益于防治糖尿病的营养成分

牛肉的含锌量在肉类中较高，锌不但能提高胰岛素合成代谢的效率，还能支持蛋白质合成，增强肌肉的力量，起到控制血糖作用，对防治糖尿病有一定的疗效。

食法要略

• 牛肉不易煮烂煮熟，炖煮时加山楂，或用捶肉棒敲打几下，就容易烂熟入味了。

• 炖牛肉时最好把水一次性加好，即使中间需要添水也要添加开水。因为如果加入凉水，肉质就会僵硬，既不容易炖熟，又会影响口感和味道。

• 牛肉宜清炖，这样可使营养成分得到较好的保存。

• 牛肉属于发物，有过敏、发热、疥疮、湿疹、肿毒者忌食。

• 患肝病、肾病者及服用氨茶碱类药物后，忌食牛肉。

食疗功效

中医认为，牛肉具有补中益气、滋养脾胃、化痰熄风、止咳等功效，冠心病、高血压、肥胖症、血管硬化、糖尿病等患

推荐 **青椒炒牛肉**

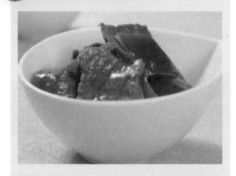

☑ **原料**

青椒100克，牛肉150克，植物油、葱丝、料酒、酱油各5克，盐3克，鸡精、芝麻油各2克，清汤适量。

☑ **做法**

① 青椒切片。
② 牛肉切片，沸水汆熟。
③ 油锅烧热，爆香葱丝，放牛肉片、料酒、酱油、盐、清汤，煮至熟透入味。
④ 放青椒、鸡精、芝麻油，调匀即可。

☑ **功效**

降糖，降胆固醇，补中益气，增进食欲，促进消化。

水 产 类

水产类食品对稳定血糖有什么益处

水产类食品，特别是海产品，如海鱼、虾蟹、海藻、贝类等，具有较高的营养价值，能为人体提供大量的优质蛋白、脂肪和丰富的膳食纤维，而且还含有大量人体所必需的微量元素，特别是碘元素等。而且水产品肉质细腻、味道鲜美、容易消化，对糖尿病患者来说，适量吃一些海鱼、海带、紫菜、海白菜等水产类食品，对稳定血糖、尿糖，防止并发症很有益。

水产类食品吃多少为宜

吃水产品时，比如吃鱼最好一次不要超过300克，如超量应相应减少主食或其他副食的摄入量，这样可保持一天摄入的总热量不变。如果吃虾蟹之类的海鲜更要控制量，因为此类食品所含脂肪量特别是胆固醇超标。

糖尿病患者最好一周吃2~3次水产类食品，如果想吃鱼和虾，最好分开吃，不宜同时吃。

哪些水产类食品可以适量少吃

煮对虾、煮河虾、煮鲍鱼、烤鱿鱼、鲍鱼干、海参干、清蒸鲶鱼、清炖胖头鱼、鲮鱼罐头、干贝。

水产类食品怎样与其他食物合理搭配

吃鱼或虾时，应在保证总热量不超标的情况下，搭配些蔬菜和主食，这样既保证摄入了蛋白质，又摄入了碳水化合物及各种维生素，可以达到营养均衡，满足身体的需要。

吃水产类食品应该注意什么问题

• 不要吃无鳞鱼、不新鲜的鱼。

• 尽量少吃烤制、腌制或罐头类水产品，因为这类食品一是太咸，二是内含各种防腐成分和添加剂，食用后对身体不利。

海带

改善人体糖耐量，降低血糖，保护胰岛细胞

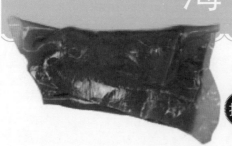

食法要略

• 海带买回来后，先放到笼屉里蒸半个小时，然后再用水清洗浸泡，这样处理过的海带不会僵硬。

• 患有甲亢者，孕妇及乳母不宜吃海带。

• 海带性凉，脾胃虚寒、大便溏稀者忌食。

食疗功效

中医认为，海带具有抗菌、抗病毒、抗癌、抗氧化、抗辐射、降压、降脂的功效。可调节内分泌，促进消化，抑制红细胞和血小板聚集，改善微循环，消除乳腺增生，预防白血病、骨痛等。

食量提示

每天150～200克（水发）为宜。

推荐 凉拌海带豆腐干

☑ **原料**

豆腐干100克，水发海带300克，芝麻油3克，盐3克，生抽3克，香醋5克，鸡精2克。

☑ **做法**

① 豆腐干切片，海带洗净，切段装盘。
② 放芝麻油、盐、生抽、香醋、鸡精拌匀即可食用。

☑ **功效**

能改善糖耐量，降低胆固醇，预防骨质疏松，对肥胖、病后调养有好处。

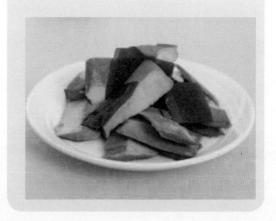

有益于防治糖尿病的营养成分

海带中的海带多糖能使人体内的糖耐量得到改善，不但能降低血糖，而且对胰岛细胞有保护作用，能够修复受损的胰岛细胞，使之正常发挥作用。

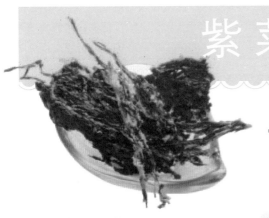

紫菜

降低血糖，防治糖尿病性
冠心病、高血压

食量提示

每天15克为宜。

食法要略

• 紫菜在食用前应用水清洗一下，以便去除杂质和病菌。

• 紫菜不可煮时间过长，以免损失营养成分。

• 大便溏稀及消化功能不好者慎食紫菜。

食疗功效

中医认为，紫菜具有消肿、解毒、降压、降脂、促进骨骼增长等功效，适用于甲状腺肿大、脚气病、肺病、肝脏病、胃肠疾病、心血管病、咳嗽、贫血、慢性支气管炎、夜盲症、胃溃疡等疾病的辅助治疗。紫菜还有增强记忆的作用。

 推荐 紫菜汤

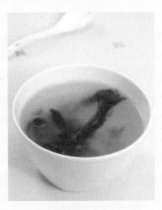

✓ 原料

紫菜30克，鸡汤500克，盐2克，芝麻油2克，香葱末3克。

✓ 做法

① 鸡汤入锅烧沸。
② 放入紫菜、盐、香葱末和芝麻油即可出锅。

✓ 功效

降糖，降脂，对于糖尿病性高脂血症有辅助疗效。

有益于防治糖尿病的营养成分

紫菜含有丰富的硒元素，硒具有与胰岛素相同的调节糖代谢的生理活性，能够降低血糖；还能明显促进细胞对糖的摄取，改善糖、脂肪等物质在血管壁上的沉积，降低血液黏稠度，减少动脉硬化，对糖尿病伴发的冠心病、高血压有较好的防治作用。

鲤鱼

调节内分泌，控制
血糖，防治糖尿病

推荐 银耳炖鲤鱼

☑ 原料

银耳30克，鲤鱼1条（约500克），葱
丝、姜丝、蒜末各5克，醋、老抽、料
酒各10克，盐4克。

☑ 做法

①将鲤鱼收拾干净，入油锅，两面煎
成黄色，盛出备用。
②锅留底油，放葱丝、姜丝、蒜末、
醋、老抽、料酒、鲤鱼、银耳、盐及
适量开水。
③小火炖煮至鱼熟即可。

☑ 功效

健脾开胃，清热解毒，利水消肿，对
腹胀、少尿、黄疸、烦渴有辅助疗效。

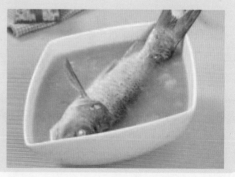

🍴 食法要略

• 制作鲤鱼时应把鱼身两侧的白筋
去掉，以免做出的鱼有腥味。具体
去筋方法：在靠近鱼头的地方横切
一刀（深约半厘米，从切口处可看
见白色的筋），再在鱼尾横切一
刀。然后一只手捏住筋往外抽，另
一只手把菜刀放平轻拍鱼身，就可
顺利抽出白筋。

• 烹制鲤鱼时不要放味精，因为鲤
鱼本身就有鲜味。

🍴 食疗功效

中医认为，鲤鱼具有健脾开
胃、清热解毒、利水消肿、止咳下
气等功效，对水肿、腹胀、少尿、
黄疸、烦渴等有一定的疗效。

🍴 食量提示

每天100克为宜。

🥫 有益于防治糖尿病的营养成分

鲤鱼含有丰富的蛋白质及各种营养素，能够对糖尿病患者的内分泌代谢起到调节
作用，对控制血糖、防治糖尿病有一定的疗效。

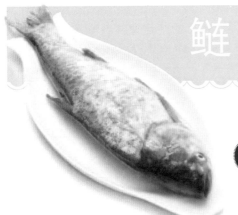

鲢鱼

辅助治疗糖尿病合并肝脏疾病

食法要略

• 鲢鱼适用于烧、炖、清蒸、油浸等烹调方法，尤以清蒸、油浸最能体现出鲢鱼清淡、鲜香的特点。

• 清洗鲢鱼的时候，要将鱼肝清除掉，因为其中含有毒质。

• 一般人群均可食用，脾胃蕴热者不宜食用；瘙痒性皮肤病、内热、荨麻疹、癣病者应忌食。

食疗功效

鲢鱼味甘、性温，有健脾补气、温中暖胃、散热的功效，尤其适合冬天食用。可治疗脾胃虚弱、食欲减退、瘦弱乏力、腹泻等症状；还具有暖胃、补气、泽肤、乌发、养颜等功效。

食量提示

每天100克为宜。

推荐　葱油鲜鲢鱼

☑ **原料**

鲢鱼1条（约500克），盐3克，料酒、酱油各10克，鸡精、葱姜丝、花椒、姜片、葱段、干辣椒丝、香菜叶、芝麻油各适量。

☑ **做法**

① 将鲢鱼去内脏洗净在鱼身上剞"人"字花刀。

② 坐锅点火放入清水，开锅后加入盐、酱油、鸡精、料酒、花椒、姜、葱段煮一会儿，放入鲢鱼用小火煮10～15分钟，取出装入盘中，撒入盐、葱姜丝、辣椒丝待用。

③ 坐锅点火倒入油，油温八成热时，放入葱段、姜片炸出香味时，拾出葱姜，将油浇到鱼身上，撒上香菜叶即可食用。

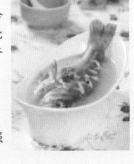

☑ **功效**

维持血糖平稳，温胃暖气，增强体质。

有益于防治糖尿病的营养成分

鲢鱼含有丰富的蛋白质、钙铁、磷、钾、镁、硒等营养成分，经常食用有助于促进胰岛素的形成和分泌，维持血糖平衡。

平鱼

防治糖尿病性心脏病、
高脂血症

食法要略

• 烹饪平鱼时不要放味精。

• 平鱼属于发物，有慢性疾病或皮肤过敏者不宜食用。

• 新鲜平鱼色泽银白、闪亮，鱼眼清亮。如色泽灰暗、鱼眼暗淡则为不新鲜的平鱼，不宜购买。

食疗功效

中医认为，平鱼具有降脂、降糖、抗癌、延缓机体衰老等功效。

食量提示

每天1条（60克左右）为宜。

推荐 豆豉蒸平鱼

☑ 原料

豆豉20克，平鱼2条（约120克），植物油10克，葱段、姜片、料酒、盐、香菜末各适量。

☑ 做法

①将平鱼收拾干净，用油煎一下，盛入盘中。
②豆豉用油炒一下放在平鱼上，再放葱段、姜片、料酒、盐，用蒸锅蒸熟。
③拣出葱姜，放香菜末即可。

☑ 功效

降脂，降糖，抗癌，延缓机体衰老。

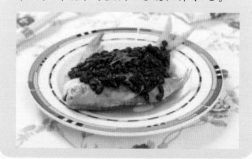

有益于防治糖尿病的营养成分

平鱼含有丰富的硒元素和镁元素，这两种物质能促进细胞对糖的摄取，尤其硒具有与胰岛素相同的调节糖代谢的生理活性，可降低血糖。平鱼还含有丰富的不饱和脂肪酸，能有效地降低血液中胆固醇的含量。糖尿病患者经常食用平鱼，对防治糖尿病性心脏病、高脂血症有较好的辅助作用。

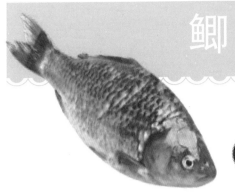

鲫 鱼

对防治糖尿病并发症有一定作用

食法要略

• 鲫鱼适宜清蒸和做汤，煎炸会影响鲫鱼的食疗功效。

• 鲫鱼最适宜冬季吃。

食疗功效

中医认为，鲫鱼具有健脾利湿、和中开胃、温中下气、活血通络、养肝明目、健脑益智等功效。鲫鱼对慢性肾小球肾炎水肿和营养不良性水肿有较好的调补和辅助治疗作用。

食量提示

每天80克为宜。

推荐　**清蒸鲫鱼**

☑ **原料**

鲫鱼1条（约250克），葱丝、姜片、料酒各5克，盐4克，蒸鱼豉油10克。

☑ **做法**

① 将鲫鱼收拾干净，放入盘中，放葱丝、姜片、料酒、盐腌制20分钟。
② 上笼屉蒸8分钟，熄火，焖3分钟。
③ 拣出葱丝、姜片，倒入蒸鱼豉油即可食用。

☑ **功效**

降糖，降压，降脂，健脾利湿，和中开胃。

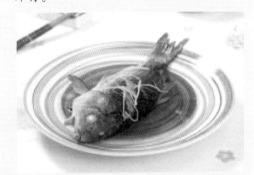

有益于防治糖尿病的营养成分

鲫鱼营养全面，特别是含有丰富的优质蛋白质，而脂肪含量少，对心脑血管及肝肾疾病有较好的疗效，能够降低血液黏稠度，促进血液循环，降低患冠心病、高血压、糖尿病、高脂血症的发病率，对防治糖尿病及并发症有一定的作用。

牡 蛎

增加胰岛素的敏感性，降低血糖

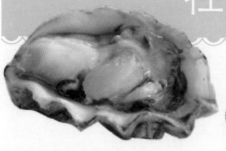

食法要略

• 制作牡蛎时，应少放盐，不放味精，以免丧失其特有的鲜味。

食疗功效

中医认为，牡蛎具有益智安神、降压、降脂、延缓衰老等功效，牡蛎可调节神经、稳定情绪，并能延缓皮肤老化、减少皱纹的形成。高血压、高脂血症、糖尿病、神经衰弱、癌症等患者食用牡蛎可对疾病有所帮助。

食量提示

每天3个为宜。

推荐 牡蛎萝卜丝汤

☑ 原料

牡蛎6个，白萝卜200克，葱丝、姜丝各适量，盐、芝麻油各2克。

☑ 做法

①将白萝卜切丝，放入开水锅中，煮至将熟。
②放入牡蛎肉、葱丝、姜丝，煮至白萝卜熟透。
③放盐、芝麻油调味即可。

☑ 功效

消食化滞，促进胆汁分泌，排除堆积在肝脏中的中性脂肪，提高肝脏的解毒作用，预防糖尿病和合并高脂血症。

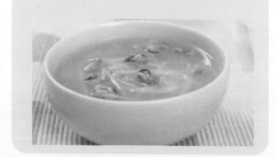

🔋 有益于防治糖尿病的营养成分

牡蛎含有丰富的锌，锌可与胰岛素结合成复合物，增加胰岛素的敏感性，起到降低血糖的作用。不仅如此，牡蛎所含的钙和铬对胰岛素的正常工作也发挥了很大的作用，所以说牡蛎是糖尿病患者理想的佳肴。

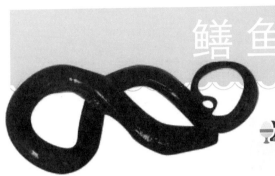

鳝鱼

降低血糖，调节糖代谢

食量提示

每天100克为宜。

食法要略

• 吃鳝鱼应现杀现烹，死鳝鱼不能吃。因为鳝鱼死后会产生有毒物质。

• 烹制鳝鱼时一定要保证鳝鱼熟透，因为鳝鱼体内有一种寄生虫，只有高温烹制一定时间才能将其杀灭。

• 胃肠虚弱的人应慎食鳝鱼。

• 食用鳝鱼不要过量，否则会引发旧疾。

食疗功效

中医认为，鳝鱼具有补气养血、温阳健脾、益智健脑、滋补肝肾、祛风、除湿、通络等功效。对体弱久病、呼吸系统感染、肝硬化、脂肪肝均有一定的疗效。

推荐 大葱烧鳝鱼

☑ 原料

大葱20克，鳝鱼200克，料酒、酱油、盐、鸡精各适量。

☑ 做法

①大葱切段，鳝鱼处理后切片。
②油锅烧热，放入葱段爆香，放入鳝鱼片、料酒、酱油、盐，加少许水焖煮。
③放鸡精调味即可。

☑ 功效

调节血糖，补气养血，祛风除湿，利肺通阳，发汗解表。

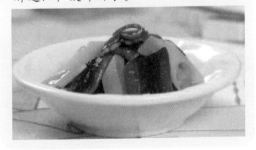

有益于防治糖尿病的营养成分

鳝鱼体内有其他鱼类所没有的物质——黄鳝素A、黄鳝素B，这是两种防治糖尿病的高效物质，可降低血糖、调节糖代谢。

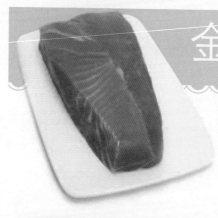

金枪鱼

改善胰岛功能，增强人体对糖的分解

食法要略

• 金枪鱼的食法有很多，既可用于煎、炸、炒、烤做成菜肴；又可制作成罐头、鱼干、冷菜。金枪鱼也是西餐常用鱼之一。

• 品质好的金枪鱼肉色暗红，肉质坚实，无小刺。

食疗功效

中医认为，金枪鱼有益智安神、降压、降脂等功效。金枪鱼中所含的DHA是大脑和中枢神经系统发育所必需的营养素；金枪鱼还含有大量的EPA，可抑制胆固醇增加，防止动脉硬化，对预防和治疗心脑血管疾病有着特殊的作用。

食量提示

每天50克为宜。

推荐 燕麦金枪鱼粥

☑ **原料**

燕麦40克，粳米60克，金枪鱼100克，紫菜15克，盐4克，味精2克。

☑ **做法**

①把燕麦和粳米淘洗净后用清水泡上10分钟。
②粳米加上3～4倍的水，放入煮锅，大火烧开后，转小火煮。
③煮至粥八成熟时，倒入紫菜。
④煮至粥完全熟时，倒入适量的金枪鱼肉同粥搅拌匀再煮10分钟，加盐、味精调味即可关火。

☑ **功效**

降糖，降脂，保护肝脏，对糖尿病合并心脑血管疾病有一定辅助疗效。

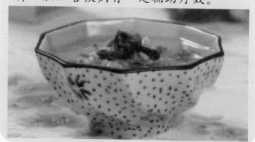

有益于防治糖尿病的营养成分

金枪鱼中的脂肪酸大多为不饱和脂肪酸，含有人体所需8种氨基酸。特别是金枪鱼中的Ω－3脂肪酸对糖尿病患者十分有益，这种脂肪酸可改善胰岛功能，增强人体对糖的分解，起到降低血糖的作用，对防治糖尿病十分有利。

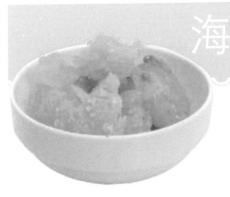

海蜇

防治糖尿病合并高血压、心脑血管疾病

食量提示

每餐40克为宜。

食法要略

•海蜇皮适宜于凉拌食用，吃时适当放些醋，这样味道更纯正。

•新鲜海蜇皮有毒，必须用食盐、明矾腌渍3次方可食用。

•海蜇忌与白糖同腌，否则会变味。

•海蜇适宜与芦根搭配，舒闷解气。

•海蜇适宜与荸荠搭配，缓解便秘。

食疗功效

中医认为，海蜇味甘、咸，性平，具有软坚散结、清热化痰、行淤化积等功效，适用于咳嗽痰多、痰黄黏稠、哮喘、高血压、糖尿病、胃溃疡等疾病的辅助治疗。

推荐　海蜇拌菜心

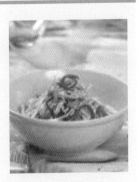

☑ 原料

海蜇40克，白菜心100克，红辣椒丝、葱丝、醋、鸡精、盐、生抽、芝麻油各适量。

☑ 做法

①海蜇焯水，过凉，备用。
②白菜心切丝，与海蜇放在盘中。
③加盐、红辣椒丝、葱丝、醋、鸡精、生抽、芝麻油拌匀即可。

☑ 功效

降糖，降脂，养胃生津，利尿通便，下气消食。

有益于防治糖尿病的营养成分

海蜇含有丰富的蛋白质、钙、碘及多种高维生素，很适合糖尿病患者食用。海蜇中含有类似于乙酰胆碱的物质，有扩张血管、降低血压的作用。海蜇还含有甘露多糖，对防治动脉硬化有一定的辅助疗效，经常适量食用海蜇对防治糖尿病合并高血压、心脑血管疾病有一定的作用。

泥鳅

降糖，防治糖尿病酮症酸中毒和非酮症高渗性综合征

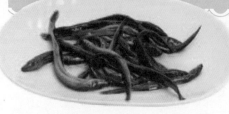

致的消渴多饮、皮肤痒疹等证有较好的疗效。而且，泥鳅补而能清，诸病不忌。

食量提示

每天80克为宜。

食法要略

•服食泥鳅的方法很多，焖、煨、炖、蒸，都能获得上佳的餐饮效果；也可以制作成粥、羹等可口饮品，直接应用于防病保健；甚至可以通过清养、烘干、研粉等工艺制成降糖冲剂，用沸水冲泡，代饮品用。

•在食疗运用中，有一点需要重视，倘要整条泥鳅供食或研粉，则须将活泥鳅放入清水中静养72小时，至少得静养48小时，当养至24小时后，可滴入植物油数滴，漂浮于水面，且每日换水2次，待其肠中杂物排净，腹呈透明状时再行冲洗，用作烹饪原料。

食疗功效

中医认为，泥鳅对肾阳气虚所

推荐 豆豉泥鳅

✓ 原料

豆豉20克，泥鳅160克，植物油10克，酱油4克，蒜末、姜片各5克，盐2克。

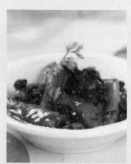

✓ 做法

①将泥鳅收拾干净、切段。
②油锅烧热，爆香蒜末，加入适量清水、酱油、姜片、豆豉、盐、烧沸。
③放入泥鳅，炖煮10多分钟即可。

✓ 功效

调节血糖，滋阴清热，调中益气，祛湿解毒、滋肝补肾。

有益于防治糖尿病的营养成分

泥鳅含有丰富的钙、磷、锌、硒等成分，不仅有助于降血糖，而且在得到钙、磷的不断补充的情况下，可有效地遏制或阻断糖尿病酮症酸中毒和非酮症高渗性综合征的发生、发展。另外，泥鳅所含脂肪中有类似二十碳五烯酸(即EPA)的不饱和脂肪酸，其抗氧化能力强，对胰岛β细胞具有较强的保护作用。

带鱼

预防糖尿病合并心脑血管疾病和高脂血症

食量提示

每天80克为宜。

食法要略

•带鱼适宜久病体虚,血虚头晕,气短乏力,食少羸瘦,营养不良之人食用;适宜皮肤干燥之人食用。

•带鱼腥气较重,不宜清蒸,宜红烧等做法。

•带鱼属动风发物,凡患有疥疮、湿疹等皮肤病或皮肤过敏的人忌食;癌症患者及红斑狼疮、痈疖疗毒和淋巴结核、支气管哮喘者亦忌食。

•带鱼忌用牛油、羊油煎炸;不可与甘草、荆芥同食。

食疗功效

中医认为,带鱼性温、味甘、咸;归肝、脾经。有补脾、益气、暖胃、养肝、泽肤、补气、养血、健美的作用。

推荐 红烧带鱼

☑ 原料

带鱼300克,鸡蛋清1个30克,盐、料酒、葱末、姜片,蒜末、水淀粉各适量。

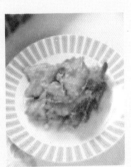

☑ 做法

①带鱼洗净,切6厘米左右段,用少许盐、料酒略腌制15分钟。
②取一个干净小碗,放入葱末、姜片、蒜末、少许盐、料酒、水淀粉做成调料汁待用。鸡蛋清倒入小碗备用。
③炒锅放油,待到8成熟,放入两片姜,将腌好的带鱼裹上鸡蛋清放入油锅内煎至金黄。
④把准备好的调料汁汁倒入煎好的鱼锅里,大火烧开,转入小火,待汤汁黏稠即可。

有益于防治糖尿病的营养成分

带鱼含有丰富的镁元素,不但利于降糖,而且对心血管系统有很好的保护作用,糖尿病患者食用带鱼可以有效预防糖尿病合并心脑血管疾病和高脂血症。

水 果 类

水果对稳定血糖有什么益处

从身体需要的角度讲，糖尿病患者吃些水果是好的，因为水果里含有丰富的维生素、矿物质、尼克酸、胡萝卜素和一定量的膳食纤维，食用后会对人体发生不同的作用，能够将营养全部均衡吸收，既能防止便秘、大肠癌，又可增进食欲，还有利于维持人体酸碱度平衡。因此对糖尿病患者来说，适当吃些水果还对稳定血糖有一定的帮助。

水果吃多少为宜

糖尿病患者在吃水果时一定要把握好量，在血糖控制比较好的情况下，一般可以每天吃1～2个（150克左右）含糖量较低的水果。如果每天吃水果达到250克左右，就应从全天的主食中减去25克，这样可使每天摄入的总热量不变。

哪些水果尽量不吃，哪些水果可以适量少吃

尽量不吃的水果：柿子、葡萄、葡萄干、柠檬、金橘、甘蔗、大枣、金丝小枣、枇杷、龙眼、杨梅、椰子、柿饼、 黑枣、沙果、水果罐头、山楂片、果脯蜜饯。

适量少吃的水果：甜瓜、杨桃、李子、芒果、梨。

水果什么时候吃合适

目前大多数人主张，水果应该在两餐之间吃，也就是说，在上午10点左右，下午4点左右吃，或是在晚上睡前吃，这样可以控制一次碳水化合物的摄入量。我们建议糖尿病患者：可以在吃水果之前和之后都对血糖进行一次测量，一是可以了解自己什么时候吃水果合适，二是了解自己吃得是否过量。

吃水果应该注意什么问题

• 糖尿病患者在吃水果前首先要搞清楚两个问题，一是自己的血糖控制得怎样？ 二是所吃的水果含糖量有多少。

• 在血糖、尿糖不稳定的情况下，是不能吃水果的。

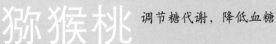

猕猴桃

调节糖代谢，降低血糖

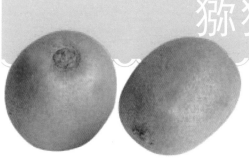

有益于防治糖尿病的营养成分

猕猴桃含有丰富的天然糖醇类物质——肌醇，能够有效地调节糖代谢，降低血糖。猕猴桃还含有极其丰富的维生素C及其他微量元素，是低热量、低脂肪、高纤维食品，对防治糖尿病及其并发症有较好的疗效。

食法要略

•猕猴桃既可以直接食用，也可以制作菜肴。

•猕猴桃催熟：一是用塑料袋密封，在常温下放置5天左右就能自然熟化；二是将苹果或者其他水果与猕猴桃放在一起，2~3天就可以吃了。质软，有香气，绿中透黄的猕猴桃适合现买现吃。

•猕猴桃性寒凉，脾胃虚弱、先兆流产、月经过多或尿频者忌食。

食疗功效

中医认为，猕猴桃具有解热除烦、止渴利尿、益智安神、润中理气等功效，猕猴桃能有效地改善血液循环，防止血栓的形成。有抗癌、降低胆固醇、稳定情绪、

防止便秘等作用。尤其是高血压、高脂血症、心脏病、动脉硬化等患者食用，会对疾病有所帮助。

食量提示

每天100~200克（1~2个）为宜。

推荐 猕猴银耳羹

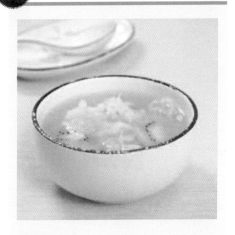

☑ 原料

猕猴桃200克、银耳20克。

☑ 做法

①将猕猴桃去皮、切片。
②银耳泡发、洗净，入锅，加水适量熬煮片刻。
③放入猕猴桃小火煮至黏稠即可。

☑ 功效

降糖，降压，减少体内脂肪堆积，预防脂肪肝。

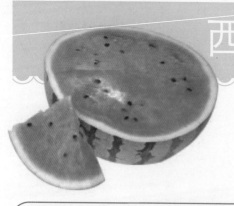

西瓜

西瓜皮对糖尿病合并肾病患者有益

热、疗喉痹、宽中下气、利小便、治血痢、解酒毒、治口疮等作用。西瓜皮可清热防暑，利尿降压，预防心血管疾病，对肾脏病有辅助治疗作用。

有益于防治糖尿病的营养成分

西瓜皮及瓤均为利尿剂，治肾炎水肿、糖尿病、黄疸；用西瓜皮绿色部分煎汤代茶，是很好的消暑清凉饮料，西瓜皮含酶类、有机酸及丰富的维生素C等成分，具有降糖作用。西瓜果肉含蛋白质，所含的糖以果糖为主，糖尿病患者适量食用对身体也是有好处的。

西瓜果肉含蛋白质，所含的糖以果糖为主，糖尿病患者适量食用对身体也是有好处的。

食法要略

•西瓜属甘寒之品，平素患有慢性肠炎、胃炎及十二指肠溃疡病及中医辨证属于脾胃虚寒的人不宜多食。寒积冷痛或小便频数者慎食。

•西瓜中含有一定量的葡萄糖，糖尿病患者若一天中多次吃西瓜，应减掉相应的主食量，以免使血糖升高。

食疗功效

中医认为，西瓜有消烦止渴、解暑

食量提示

带皮500克为宜，西瓜皮150克为宜。

推荐 凉拌西瓜皮

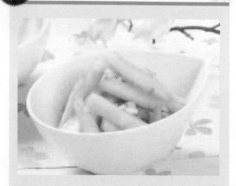

原料

西瓜皮300克，盐3克，蒜末、鸡精各适量，芝麻油3克。

做法

①将西瓜皮洗净，削去绿皮，片去红壤，切成小条备用。
②在西瓜条中加入盐、蒜末和芝麻油、鸡精拌匀即可。

功效

降糖，解暑，利尿，降压。

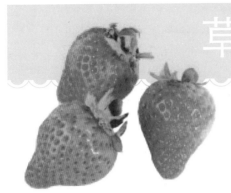

草莓

减轻胰岛的负担

化、遗尿症、癌症等均有辅助疗效。

食量提示

每天150克为宜。

有益于防治糖尿病的营养成分

草莓含有丰富的维生素C和微量元素，而且热量低，食用后能使血糖上升的速度变得缓慢，使胰岛的负担减轻，从而达到降低血糖、稳定血糖的作用。对糖尿病及并发症有较好的防治作用。

食法要略

• 草莓既可直接吃，也可与其他食材搭配食用。

• 草莓娇嫩，表面还粗糙，不容易洗净。可放在淡盐水中浸泡一会儿再用水冲洗，就可洗净了。

• 患尿路结石者忌吃草莓。

• 草莓宜选色泽淡红、个大、洁净、有光泽的。

食疗功效

中医认为，草莓具有润肺生津、养血润燥、健脾、解酒等功效。草莓可维护牙齿、骨骼、血管、肌肉的正常功能；能够改善便秘，治疗痔疮。草莓中含有一种胺类物质，对白血病、再生障碍性贫血等血液病有辅助治疗作用。对冠心病、动脉硬

推荐 **草莓夹饼**

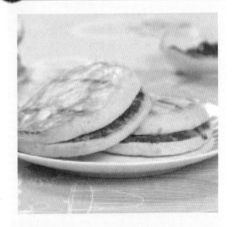

☑ 原料

草莓150克，全麦面粉100克，面包屑适量。

☑ 做法

①草莓洗净，用勺碾碎，加点面包屑拌匀。
②面和好，揪成若干剂子，擀开，每两张中间夹一勺草莓馅。
③将饼放在饼铛烙熟即可。

☑ 功效

稳定血糖，润肺生津，养血润燥，健脾益胃。

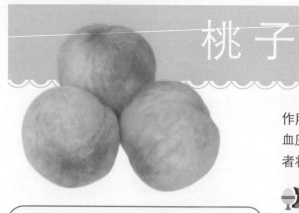

桃子

对防治糖尿病及其
并发症有辅助疗效

作用。适宜缺铁性贫血、水肿、便秘、血压高、虚劳喘咳、痛经、闭经、肥胖者将其作为食疗水果食用。

有益于防治糖尿病的营养成分

桃子含有较为丰富的纤维素和果胶，这两种物质能够吸收胃肠中的水分，延迟胃的排空时间，减缓葡萄糖在肠道中的吸收速度，使餐后血糖水平下降。桃子所含的维生素C、维生素E及多种维生素，能预防糖尿病性血管病变，预防血糖过高所产生的有害作用，及预防抗糖尿病药物类的氧化等。糖尿病患者经常适量吃些桃子，对防治糖尿病及并发症有一定的辅助疗效。

食法要略

• 血糖过高或不稳定时，忌食桃子。

• 胃肠虚弱者及小孩不宜多食桃子。

• 桃子宜选黄中透红、附有绒毛、个大饱满、软硬适度、无外伤、无虫眼的。

• 食用前要将桃毛洗净，以免刺入皮肤，引起皮疹；或吸入呼吸道，引起咳嗽、咽喉刺痒等症。

食疗功效

中医认为，桃子具有补益气血、养阴生津、解渴润肠等功效，对肺病、大病之后、气血亏虚、心悸气短者有辅助治疗的

食量提示

每天1个为宜。

推荐 **蹄筋桃肉**

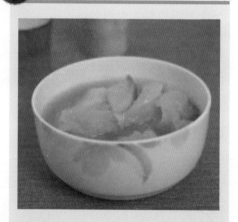

☑ 原料

熟牛蹄筋250克，桃子500克，植物油10克。

☑ 做法

①桃子去核、切块，牛蹄筋切块。
②油锅烧热后放入牛蹄筋、桃子和水炖煮10分钟即可。

☑ 功效

益气补虚，温中暖中，养阴生津，解渴润肠。

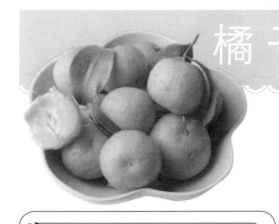

橘 子

防治糖尿病合并视网膜出血、高脂血症、心脏病等症

有生津止渴、祛痰止咳的功效。

•把橘皮晒干就是一味中药——陈皮。用陈皮泡水代饮品，具有清热、止咳、化痰等功效。

有益于防治糖尿病的营养成分

橘子含有丰富的维生素C、柠檬酸、果胶、芦丁等物质，这些物质对糖尿病视网膜出血有较好的防治作用。对防治糖尿病合并高脂血症、心脏病、冠状动脉硬化、高血压也有一定的功效。

食疗功效

中医认为，橘子具有行气、散结、通络、化痰、开胃理气、止咳润肺等功效，对消化不良、乳腺炎、肺热痰多、慢性支气管炎、急性喉炎、慢性胃炎等有一定的辅助疗效，适宜腰痛、胸痛、疝气痛、睾丸痛、痛风等患者食用。

食量提示

每天1~2个为宜。

食法要略

•橘子直接吃营养和口感最好。

•空腹时不要吃橘子，对身体不利。

•橘子最好即买即吃，放置过久，营养素就会流失。

•吃橘子时不要把橘络去掉，因为橘络具

推荐 鲜榨橘子汁

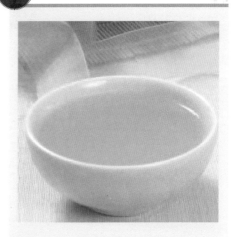

☑ **原料**

新鲜橘子2个（约150克）。

☑ **做法**

①将新鲜橘子洗净，去皮，除子，掰成小瓣。
②将橘子瓣放入榨汁机中达成橘子汁，倒入杯中即可饮用。

☑ **功效**

降脂，降压，防治糖尿病合并视网膜出血等并发症。

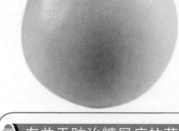

柚子

预防糖尿病及其并发症

止咳、健胃消食、消肿止痛等功效，柚子对维生素C缺乏症、脚气病、心脑血管疾病、肾病、呼吸系统疾病、贫血、高脂血症等疾病有辅助治疗作用。

有益于防治糖尿病的营养成分

柚子含有丰富的维生素C及铬元素，维生素C可以清除体内的自由基，预防糖尿病神经性病变、血管病变及感染性疾病；铬含有一种类似胰岛素降糖作用的成分，它能调节血糖水平，而且还具有减肥效果。经常食用柚子对防治糖尿病及其并发症有较好的作用。

食法要略

• 柚子直接食用或榨成汁营养和味道最好。刚采摘下来的柚子味道不是最好，如果在室内放置半个月后，等柚子水分逐渐蒸发，就会变得越来越甜。

• 吃完柚子后不要把果皮丢弃，因为柚子皮具有暖胃、化痰、润喉等功效。可以把柚子皮洗净泡水喝，或者晾干研成末用水冲泡。

• 服药时不要吃柚子或柚子汁，以免引起室性心律失常，甚至致命的心室纤维颤动。

• 柚子性寒，脾胃虚弱、身体虚寒者忌食。

食疗功效

中医认为，柚子具有宽中理气、化痰

食量提示

每天50克为宜。

推荐 柚子炖鸡

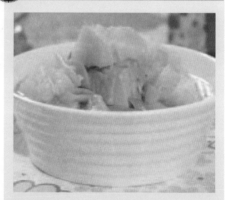

☑ 原料

柚子100克，鸡肉200克，姜片5克，葱段10克，料酒5克，盐4克。

☑ 做法

①鸡肉切块，放入沙锅加水烧沸。
②放入柚子肉、姜片、葱段、料酒，炖煮至熟。放盐调味即可。

☑ 功效

降糖，减肥，宽中理气，化痰止咳，健胃消食，消肿止痛。

柠檬

调节和降低血糖，辅助治疗糖尿病合并白内障等症

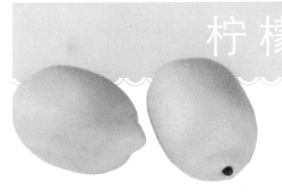

效，柠檬对维生素C缺乏症、皮肤色素沉着、肾结石、高血脂、糖尿病、高血压、心脑血管病、心肌梗死、感冒、癌症等疾病也有较好的辅助治疗作用。

有益于防治糖尿病的营养成分

柠檬含有丰富的维生素及各种有机酸，能够起到调节和降低血糖的作用。柠檬还含有一种特殊的物质——圣草枸橼苷，这种物质对糖尿病合并白内障、脏器功能障碍等有辅助防治作用。

食法要略

- 柠檬由于太酸，不宜鲜食，一般可用来配菜、榨汁食用。

- 烹饪有膻腥味的食品，可将柠檬鲜片或柠檬汁在起锅前放入锅中，可去腥除腻。

- 患有糖尿病合并肾脏病或高血压的人应少吃盐，此时，可用柠檬汁代替盐来调味，新鲜蔬菜或肉里面滴几滴柠檬汁，可使淡然无味的食物成为风味极佳的菜肴。

- 柠檬宜选嫩黄、有光泽、柔软、有弹性、个头均匀，无外伤的。

- 喝完柠檬汁后应刷牙，以免损害牙齿。

食疗功效

中医认为柠檬具有止渴生津、祛暑清热、健脾益胃、化痰止咳、止痛杀菌等功

食量提示

每天半个为宜。每次1～2瓣为宜。

推荐 柠檬荸荠汤

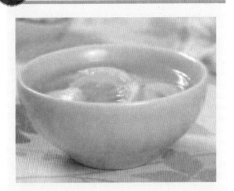

☑ 原料

新鲜柠檬1个带皮切片，荸荠5个。

☑ 做法

①柠檬洗净，带皮切片，备用。
②荸荠洗净，削皮，备用。
③将柠檬片和荸荠共同煮汤，每日饮用1次。

☑ 功效

预防糖尿病合并白内障、心血管病、高血压等。

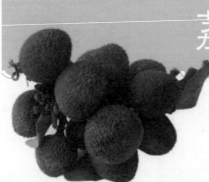

荔 枝

防治糖尿病及其并发症

🥣 **食量提示**

每天4～5颗为宜。

🔋 有益于防治糖尿病的营养成分

荔枝中含有一种物质——α-亚甲基环丙基甘氨酸，这种物质能够起到降低血糖的作用。而且荔枝还含有丰富的维生素、氨基酸，能促进血液循环、提高机体免疫力，对防治糖尿病及其并发症有一定的疗效。

🍵 食法要略

• 荔枝不可过量食用，以免引起"荔枝病"，也就是低血糖症，出现口渴、出汗、头晕、腹泻等症状。

• 荔枝能不宜空腹食用。鲜荔枝含糖量很高，空腹食用会刺激胃黏膜，导致胃痛、胃胀。而且空腹时吃鲜荔枝过量会因体内突然渗入过量高糖分而发生"高渗性昏迷"。

🥣 食疗功效

中医认为，荔枝具有生津止渴、补脾益肝、解毒止泻、开胃消食、益气血、补肝肾等功效，是病后津液不足、泄泻、失眠、贫血患者的滋补果品。适宜皮肤色素沉着、淋巴结核、疝气患者食用。

推荐 荔枝虾仁

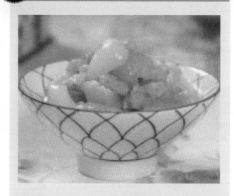

☑ **原料**

虾仁150克，荔枝50克，鸡蛋清1个（约30克），盐2克，葱、姜各5克，水淀粉25克，鲜汤50克，植物油5克。

☑ **做法**

①将虾仁切丁，用盐、蛋清、水淀粉上浆。荔枝去皮、核，切成丁，葱、姜切末。

②用盐、鲜汤、水淀粉做成调味汁。

③炒锅置中火上，放油烧至六成热，放入虾仁炒至散粒后，放入姜末、葱末、荔枝略炒，烹入调味汁，翻转炒锅装盘即可。

苹果

稳定血糖，减少并发症

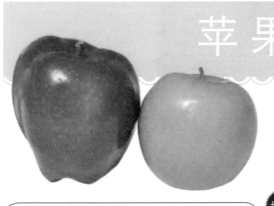

有益于防治糖尿病的营养成分

苹果中含有丰富的果胶及可溶性纤维，这两种物质能够减少血糖含量、调节机体血糖水平，起到降低血糖、保持血糖稳定的作用。苹果富含钾，能够将血液中的盐分置换出来，降低血压。经常食用苹果，对防治糖尿病及并发症有较好的辅助作用。

食法要略

• 苹果可榨汁喝，直接吃最好。

• 吃苹果要细嚼慢咽，这样既利于消化，又能使苹果的疗效得以发挥。

• 不要在饭前吃苹果，以免影响食欲。

食疗功效

中医认为，苹果具有生津止渴、健脾益胃、润肺止咳、养心益气、清热化痰、解暑、止泻、润肠等功效。常食苹果可滋养皮肤，抑制黄褐斑。每天吃1~2个苹果不易患心脏病，还能够保持大便畅通。苹果还能够改善呼吸系统功能和肺功能、防癌、消除压抑感等。

食量提示

每天200克为宜。

推荐 苹果奶粥

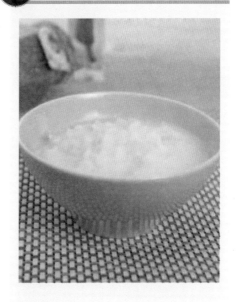

☑ 原料

苹果200，牛奶250克，大米50克。

☑ 做法

①苹果洗净，切丁。
②锅中放入大米，加水熬煮成粥。
③把牛奶、苹果丁放入，烧沸即可食用。

☑ 功效

降糖，降压，生津止渴，健脾益胃，润肺止咳，养心益气。

菠萝

降低糖尿病患者对胰岛素和药物的依赖，预防周围神经功能障碍

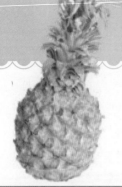

食量提示

每天100克为宜。

有益于防治糖尿病的营养成分

菠萝含有丰富的膳食纤维及维生素B₁，前者可降低血糖，降低糖尿病患者对胰岛素和药物的依赖；后者可预防糖尿病引起的周围神经功能障碍。菠萝中的"菠萝朊酶"还有溶解纤维蛋白和血凝块的作用，能改善局部血液循环，消除炎症和水肿。

食法要略

• 用凉开水调服菠萝汁可以治疗糖尿病患者的口渴症状。

• 菠萝直接吃很酸涩，如果把削好的菠萝切片浸泡在淡盐水中，就会消除酸涩味。而且用淡盐水浸泡过的菠萝，吃后不会发生过敏现象。

食疗功效

中医认为，菠萝具有清热解渴、健胃消食、补脾止泻、消肿祛湿等功效，菠萝可用于神疲乏力、腰膝酸软、肾炎水肿、寄生虫病、痛经、心脏病、高血压、咳嗽痰多、咽喉肿痛等疾病的辅助治疗。

推荐 菠萝粥

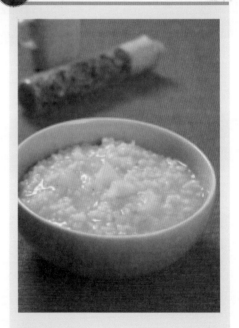

☑ 原料

菠萝100克、粳米50克。

☑ 做法

①菠萝去皮、切丁。
②粳米入锅，加水熬煮成粥。
③放入菠萝丁，搅拌均匀即可。

☑ 功效

清热解渴，健胃消食，补脾止泻，消肿祛湿。

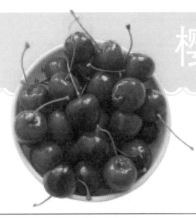

樱桃

增加胰岛素合成量

推荐 樱桃奶

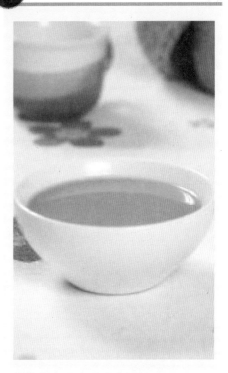

🔒 有益于防治糖尿病的营养成分

樱桃含有一种物质——花色素苷，这种物质可以使胰岛素的合成量增加50%，从而起到降低血糖、尿糖的作用，经常食用樱桃对糖尿病及并发症有较好的防治作用。

🥄 食法要略

• 樱桃容易上火，大便干燥、口鼻上火及热症者不宜食用樱桃。

• 樱桃不宜与醋搭配，容易引起疝气痛。

🥄 食疗功效

中医认为，樱桃具有补益气血、止渴生津、健脾开胃、和中益气、祛风除湿、透疹解毒等功效。樱桃可用于病后体弱、气血不足、风湿性腰腿疼、瘫痪等症的食疗。对贫血、食欲不振、消化不良、皮肤粗糙、中风后遗症、癌症等疾病有辅助治疗作用。

🥄 食量提示

每天10个为宜。

☑ 原料

樱桃20个，牛奶250克。

☑ 做法

①樱桃洗净、去核、榨汁，备用。
②将樱桃汁兑入牛奶即可饮用。

☑ 功效

补益气血、止渴生津、健脾开胃、祛风除湿。

干 果 类

干果类食品对稳定血糖有什么益处

　　干果又称坚果，包括花生米、葵花子、南瓜子、核桃仁、杏仁、果仁、榛子、松子、板栗等，营养价值很高。对糖尿病患者来说，坚果中的不饱和脂肪酸及其他营养物质均有助于改善血糖和胰岛素的平衡，可以降低发生2型糖尿病的概率，调节血脂，提高视力，是天然的保健品。

干果类食品吃多少为宜

　　由于干果含油脂相对较多，所以，糖尿病患者每天适宜吃30克左右干果，如果吃多了，应该适当减少一日三餐主食和油脂的摄入量。

哪些干果尽量不吃，哪些干果可以适量少吃

　　尽量不吃的水果：芡实、银杏。

　　可以适量少吃的干果：核桃、杏仁、花生米、葵花子、腰果、松子、西瓜子。

干果类食品什么时候吃合适

　　干果可以作为一种零食在餐前或餐后吃，由于干果吃后容易产生饱腹感，因此，可以减少人们对其他热量的摄入，也能抵御饥饿，特别是对肥胖型糖尿病患者来说，是一种很好的零食。

吃干果应该注意什么问题

　　干果一天最多吃1～2种，不要既吃核桃，又吃板栗，或者是松子、榛子，而且吃的时间间隔最好长一些，以免积食引起血糖波动。发了霉的干果不要吃。

板栗

有效控制餐后血糖上升

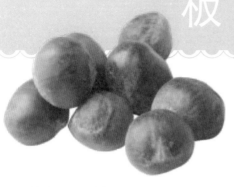

食量提示

每天5个为宜。

食法要略

• 板栗的吃法很多，如炒、做菜、包成包子或西点的馅料，还可以做成羹。

• 吃板栗应细嚼慢咽，否则容易滞气，而且难消化。

食疗功效

中医认为，板栗具有补肾、强筋、益脾、健胃、活血、止血、消肿、强心等功效。每天早晚各生吃1～2个板栗，细嚼慢咽，时间长了可治因肾虚引起的小便多、腰腿无力、久婚不育等疾病。板栗还有增强机体免疫力的功效，是抗衰老、益寿延年的滋补佳品，常食有较好的补益作用。

推荐　板栗焖鸡

✓ 原料

净仔鸡1只（约500克），板栗肉（约50克），葱末、姜片、酱油、料酒各适量，盐4克，植物油10克。

✓ 做法

① 净仔鸡斩成块，入水氽烫，备用。

② 炒锅置火上，倒入植物油，待油热放入葱末、姜片炒香。将鸡块和板栗肉倒入锅中翻炒均匀，加入酱油、料酒和适量开水大火煮沸，转成小火焖至极快熟透，用盐调味即可出锅。

✓ 功效

控制血糖、血脂和血压。

有益于防治糖尿病的营养成分

板栗含有较多的膳食纤维，能够有效地控制餐后血糖的上升。板栗的升糖指数比米饭低，用于烹饪时最好不要加糖，糖尿病患者可以适量吃些。板栗还含有丰富的不饱和脂肪酸及维生素，对高血压、心脏病、动脉硬化、骨质疏松等症有一定的疗效，有防治糖尿病及并发症的作用。

莲子

缓解糖尿病多尿症状

食法要略

• 莲子一般可做汤或做羹食用。

• 脘腹闷胀、便秘者不宜食用。

• 莲子宜选外皮细致、色白如玉、莲心翠绿鲜嫩、上罩白色膜衣的。

食疗功效

　　中医认为，莲子具有健脾止泻、养心补肾、固精安神、补中益气等功效，对失眠多梦、大便溏泻、食欲减退、心烦易怒、更年期综合征、心脏病、高血压、老年性痴呆等症有一定的辅助疗效。莲子芯有降压、去火、治疗口舌生疮、有助于睡眠等药效。

食量提示

　　每天30克为宜。

推荐　莲子粥

☑ 原料

大米50克，莲子30克。

☑ 做法

①将莲子洗净，用温水浸泡5个小时，备用。
②将大米淘洗干净后与莲子同一起倒入锅中，加水，慢火熬煮成粥即可。

☑ 功效

调节糖代谢，健脾益肾，养心安神，补虚损，强筋骨。

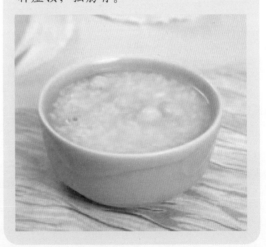

有益于防治糖尿病的营养成分

　　莲子含有莲子碱、莲子糖、蛋白酶、黄酮类化合物及多种微量元素，可以帮助机体进行蛋白质、脂肪、糖类的代谢和维持酸碱平衡，对糖尿病的多尿症状有一定的疗效。经常食用莲子，有益于防治糖尿病及其并发症。

榛 子

缓解糖尿病症状

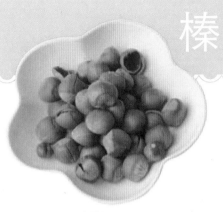

食量提示

每天20个为宜。

食法要略

• 适合饮食减少、体倦乏力、眼花、肌体消瘦、癌症、糖尿病患者食用。

• 榛子宜选粒大饱满、洁净光亮、无虫蛀的。

• 榛子存放时间较长后不宜食用。

• 榛子含有丰富的油脂，胆囊功能严重不良者应慎食。

食疗功效

中医认为，榛子具有补脾胃、益气力、明目等功效。榛子能使人皮肤、骨骼、肌腱、韧带等组织坚固。对积食、便秘、心脑血管病、卵巢癌、乳腺癌、高脂血症、眼病、肺肾不足等疾病有一定的辅助疗效。

推荐 榛子杞子粥

☑ 原料

榛子仁30克，枸杞子15克，粳米50克。

☑ 做法

①将榛子仁捣碎，备用。
②将捣好的榛子与枸杞子一同加水煎汁，去渣后与粳米一同用文火熬成粥即成。

☑ 功效

每天1剂，早晚空腹服食。此粥可以养肝益肾，明目丰肌，适用于体虚的糖尿病患者食用。

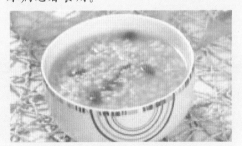

有益于防治糖尿病的营养成分

榛子营养丰富，含8种人体所需氨基酸，榛子富含油脂，有利于脂溶性维生素在人体内的吸收。同时，榛子对消渴、盗汗、夜尿多等糖尿病症状有一定防治作用。

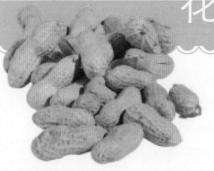

花生

防治糖尿病性心脏病、高血压、肥胖症

可用于内外各种出血症，包括血友病、血小板减少性紫癜、功能性子宫出血等。花生还可延缓脑功能衰退，防止血栓形成。

🍷 食法要略

• 花生以煮吃最好，既易于消化，又能保存营养成分。

• 吃花生时应连红衣一块食用，因为花生的红衣更具营养，药效作用更强。

• 甲亢、胆囊切除、血栓、胃肠虚弱、发热、跌打瘀肿者忌食花生。

• 霉变的花生不宜食用。霉变的花生含有的大量的致癌物质黄曲霉素，食用后对肝脏不利。

🍷 食疗功效

中医认为，花生具有健脾和胃、滋养调气、润肺化痰、利水消肿、清咽止疟等功效，花生能营养神经纤维、增加血小板含量并改善其功能、加强毛细血管的收缩机能、改善凝血因子缺陷等。花生还

🍷 食量提示

每天40克为宜。

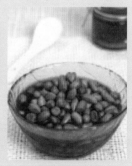

推荐　醋泡花生

☑ 原料

米醋500克，红衣花生250克。

☑ 做法

①将花生洗净控干，备用。
②将花生浸泡在食醋里，半月后即可食用。（每晚吃八九粒醋泡花生为宜）。

☑ 功效

降糖，降压，健脾利湿，润肺止咳。

🔋 有益于防治糖尿病的营养成分

花生含有大量的蛋白质和脂肪，特别是含有较多的不饱和脂肪酸，能增强胰岛素的敏感性，从而起到降低血糖、降低胆固醇的作用。花生中的白藜芦醇是一种生物活性很强的天然多酚类物质，能降低血小板聚集，防治动脉粥样硬化及心脑血管疾病。

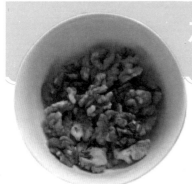

核桃

帮助改善胰岛功能，调节血糖

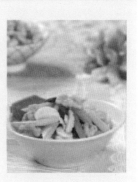

食量提示

每天20克为宜。

食法要略

•核桃的食法有很多，可生食、炒食、榨油、做糕点、做菜肴、熬粥等。吃核桃仁时不要剥去表面的褐皮，因为这层皮里含有较为丰富的营养成分。

•核桃所含热量较高，一次不要食用过多。

食疗功效

中医认为，核桃具有温肺定喘、补肾固精、润肠通便、利尿消石、强筋健骨、通润血脉、补虚劳等功效。适宜高血压、高脂血症、动脉硬化、冠心病、神经衰弱、尿频、咳嗽、肾虚、便秘等疾病的辅助治疗。

推荐　芹耳炒核桃

☑ 原料

西芹250克，核桃仁40克，木耳30克（水发），蒜片5克，盐3克，鸡精2克，酱油适量。

☑ 做法

①西芹摘洗干净，切成3厘米长的段，备用。
②核桃和木耳焯水，掰成小块备用。
③锅中放油，加入蒜片爆香，加入核桃、木耳西芹，翻炒。
④加酱油、盐、鸡精调味即可。

☑ 功效

调节血糖，温肺定喘，补肾固精，润肠通便，利尿消石，补虚劳。

有益于防治糖尿病的营养成分

核桃含有丰富的Ω-3脂肪酸、维生素E和生育酚。Ω-3脂肪酸能够帮助改善胰岛功能，调节血糖。维生素E和生育酚能够维持胰岛功能发挥正常，降低血糖，帮助糖尿病患者吸收有益脂类，对抗总胆固醇升高，预防心血管系统疾病。

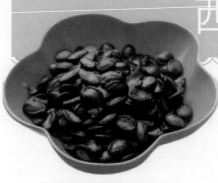

西瓜子

预防发生糖尿病周围神经功能障碍等症

食法要略

• 西瓜子生吃、熟吃都可以。

• 一次不要吃得过多，以免出现脘腹胀闷。

• 长时间不停地嗑西瓜子会伤津液，导致口干舌燥，甚至上火。

• 不要经常吃咸瓜子，含盐量大，对身体不利。

食疗功效

中医认为，西瓜子具有清肺和中、疏通肠胃、化痰涤垢、止血等功效，适用于消化不良、咳嗽气短、痰多胸闷、月经过多及高血压等症的辅助治疗。

食量提示

每天40克为宜。

推荐 糖盐瓜子

☑ 原料

西瓜子，盐20克，木糖醇2克。

☑ 做法

①西瓜子用水清洗干净，沥干后，放入炒锅中炒热。
②将食盐用水溶解，加水量以食盐能完全溶解为度，再把木糖醇溶于盐水中。
③把食盐木糖醇混合液倒入瓜子锅中，用文火炒熟，至干燥，也可用烤炉烤制。

☑ 功效

防治糖尿病及并发症。

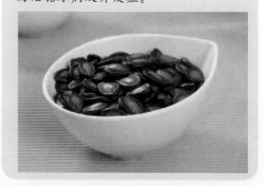

有益于防治糖尿病的营养成分

西瓜子含有丰富的锌及维生素B_1，前者可以增加机体对胰岛素的敏感性，有助于控制血糖；后者能够起到预防发生糖尿病周围神经功能障碍等症。经常吃西瓜子，对防治糖尿病及并发症有较好的作用。

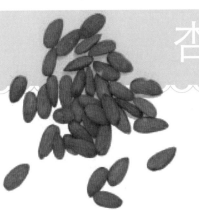

杏仁

对糖尿病性心脏病、高血压、肥胖症有一定的防治作用

食法要略

• 杏仁有甜杏仁、苦杏仁之分。

• 甜杏仁一般可作为休闲小吃。

• 苦杏仁有3%的有毒成分,吃时需用开水浸泡后再煮才能食用,而且不能多吃。

食疗功效

中医认为,甜杏仁(南杏仁)具有润肺生津、健脾开胃、止咳平喘等功效,适宜于气管炎、伤风咳嗽、便秘、粉刺、外阴瘙痒、炎症、癌症等疾病的辅助治疗。

食量提示

每天20克为宜。

推荐 杏仁大枣粥

☑ 原料

杏仁20克,大枣10克,粳米50克。

☑ 做法

①大枣洗净,去核,备用。
②粳米淘洗干净,加入适量水入锅,放入大枣、杏仁,烧沸。
③用小火熬煮至黏稠即可。

☑ 功效

补中益气,健脾养胃,润肠,止咳,补气,防治糖尿病性心脏病、高血压、肥胖症。

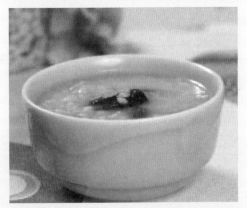

有益于防治糖尿病的营养成分

苦杏仁具有防治因抗肿瘤药阿脲引起的糖尿病的作用。杏仁含有丰富的维生素E、蛋白质、钙质及不饱和脂肪酸等,对糖尿病性心脏病、高血压、肥胖症有一定的防治作用。

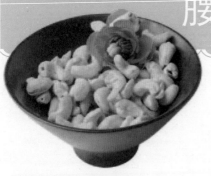

腰果

对防治糖尿病及其并发症有较好的作用

推荐 鸡片炒腰果

☑ **原料**

鸡肉100克，腰果20粒，西芹50克，胡萝卜60克。料酒、老抽、蛋清、胡椒粉、葱丝、姜丝、蒜片、醋、盐、鸡精各适量。

☑ **做法**

①鸡肉切片，用料酒、老抽、蛋清、胡椒粉腌制20分钟。
②西芹切段，胡萝卜切丁、焯水。
③油锅烧热，放入肉片滑散，加葱丝、姜丝、蒜片爆香。
④放腰果、西芹、胡萝卜煸炒，放盐、醋、鸡精即可。

☑ **功效**

润肠通便，益肾固精，平肝利尿，清热止渴，降糖，降脂。

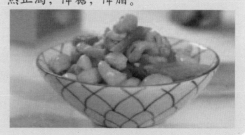

食法要略

•腰果既可以直接吃，也可以做成菜肴。

•腰果所含油脂丰富，不宜多吃。

•胆功能不良、腰果过敏者忌食。

•腰果宜选颗粒饱满、均匀、干爽、无异味的。

食疗功效

中医认为腰果具有润肠通便、润肤美容、提高性欲、延缓衰老、增强机体抗病能力等功效，适宜于便秘、消化不良、阳痿、性冷淡、体虚乏力、腰膝酸软、失眠等疾病的辅助治疗。

食量提示

每天10粒为宜。

有益于防治糖尿病的营养成分

腰果含有丰富的镁、钾、钙等元素及不饱和脂肪酸，有软化血管、防治心血管病等疗效，对防治糖尿病及其并发症有一定的作用。

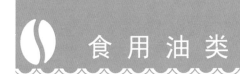

食 用 油 类

食用油对稳定血糖有什么益处

食用油属于脂肪食物，而脂肪又可分为动物性脂肪和植物性脂肪两种。动物性脂肪包括烹饪用的牛油、羊油、猪油等，这类食用油均含较多的饱和脂肪酸，可升高血清胆固醇，因此不主张糖尿病患者吃。而植物油，如花生油、橄榄油、芝麻油、菜子油、玉米油、豆油等，多富含不饱和脂肪酸，还含有大量油酸、亚油酸、维生素E等成分，有降低血清胆固醇、软化血管、预防心脑血管疾病等功效。尤其是吃些橄榄油、茶子油，对稳定血糖、增强机体抵抗力大有好处。

食用油吃多少为宜

虽然植物油有降低血清胆固醇的作用，并不代表着糖尿病患者可以毫无节制地吃，因为脂肪所产生的热量要比蛋白质、碳水化合物高两倍多，50克油所产生的热量相当于125克粮食所产生的热量。植物油吃得过多照样会导致肥胖，也不利于血糖、尿糖的稳定。糖尿病患者的饮食宜清淡，每天食用油的总摄入量以不超过20克为好，芝麻油的摄入量每天为5克左右为好。

哪些食用油尽量不吃，哪些食用油可以适量少吃

尽量不吃的食用油：猪油、牛油、羊油、奶油、黄油、棕榈油、椰子油。

适量少吃的食用油：辣椒油、可可油。

食用油什么时候吃合适

大部分食用油都适用于烹炒，其中花生油由于耐高温，除炒菜外，还适合煎炸食物；橄榄油除了烹炒，还适合做凉拌菜；芝麻油也适合做凉拌菜。

吃食用油应该注意什么问题

•烹饪时，食用油的油温不宜过高，以七八成熟为宜，否则会产生一种对身体不利的有害物质。

•在条件允许的情况下，糖尿病患者可以换着吃一些不同的食用油，因为不同的食用油中的营养价值也各有不同，经常换着吃可以摄取更多的营养。

茶油

降低血糖水平，改善糖尿病患者的脂类代谢

眼底病变，延缓衰老、抗癌等。

🥄 食量提示

每天不超过20克为宜。

🔋 有益于防治糖尿病的营养成分

茶油含有较高的单不饱和脂肪酸，能改善糖尿病患者的脂类代谢，可明显降低空腹时的血糖和餐后2小时的血糖，有利于糖尿病的防治。

🥄 食法要略

•茶油用途广泛，凉拌、热炒、煎炸、汤菜、清蒸都可以使用。

•茶油还可以外用。轻敷茶油于肚脐，可消腹部胀气。长枝竹叶烧灰拌茶油敷患处。如有疥藓、火烫伤等可一试。

•孕妇、儿童、老年人非常适合食用茶油。

•购买茶油时可将手掌紧贴瓶底，轻轻晃动，品质好的茶油油体透亮，呈黄色或金黄色。

🥄 食疗功效

中医认为，茶油具有明目、祛火、养颜、乌发等功效，而且对血脂异常有很好的辅助疗效，可使总胆固醇和低密度脂蛋白水平下降幅度增大，还可预防冠心病、

推荐 茶油鸡

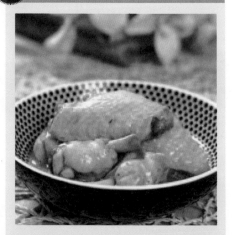

☑ 原料

鸡（腿、翅）200克，米酒15克，茶油10克，盐3克。

☑ 做法

①将鸡腿、鸡翅切成大块，备用。
②热锅，加入茶油及米酒。
③将鸡腿、鸡翅下锅翻炒至变色。
④加入适量开水，焖煮10分钟，加入盐调味，即可起锅。

☑ 功效

温中益气，调节血糖。

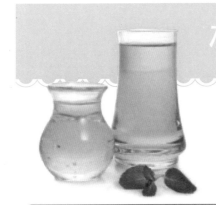

橄榄油

控制血糖，改善糖尿病患者的脂类代谢

降糖、减肥、美容、增进消化系统功能等作用，适用于高血压、糖尿病、高脂血症、肥胖症、胃炎、胃溃疡、肠道疾病等疾病的辅助治疗。

有益于防治糖尿病的营养成分

橄榄油中含有80%以上的单不饱和脂肪酸和ω-3脂肪酸，而ω-3脂肪酸中的DHA可以增加胰岛素的敏感性，调节和控制血糖水平，改善糖尿病患者的脂质代谢。橄榄油中还含有一种物质—多酚抗氧化剂，能防治心脏病和癌症，有降低血黏度和血压的作用。橄榄油还具有将坏胆固醇降低，而提升好胆固醇的特殊作用。经常食用富含橄榄油的膳食，可防治糖尿病及并发症。

食法要略

• 购买橄榄油一定要看好商标，最好等级的也就是初榨橄榄油，是没有经过精炼的，营养保存得最完整。

• 橄榄油不宜久存，忌高温和光照。

• 橄榄油遇热就会膨胀，所以烹制菜肴时，所用的量要比用其他油时少一些。

• 菌痢患者、急性肠胃炎患者、腹泻者以及胃肠功能紊乱者不宜多食。

食疗功效

中医认为，橄榄油具有降脂、降压、

食量提示

每天20克为宜。

推荐 七巧丁

☑ 原料

鳕鱼100克，豆腐50克，木耳15克（水发），四季豆适量，竹笋适量，姜片1片，甜红椒适量。酱油5克，橙汁10克，橄榄油5克。

☑ 做法

①鳕鱼取鱼肉切成细丁；豆腐、木耳、四季豆、竹笋切丁、甜红椒切末。

②锅热后里加橄榄油、姜片，将鳕鱼丁先下拌炒。

③锅里加水250毫升，将豆腐、木耳、四季豆、竹笋丁放入焖煮5分钟。

④撒上甜红椒末及酱油，焖1分钟关火，淋橙汁拌匀即可。

☑ 功效

控延缓餐后血糖上升速度，降脂。

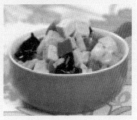

葵花子油

增强机体抵抗力，防治糖尿病及并发症

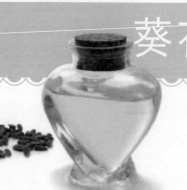

🥄 食量提示

每天20克为宜。

🍶 有益于防治糖尿病的营养成分

葵花子油富含人体所必需的不饱和脂肪酸——亚油酸及维生素E等，还含有生理活性最强的α-生育酚，这些物质能清除人体内的垃圾，延缓衰老，增强机体抵抗力，对防治糖尿病及并发症有一定的作用。

🥚 食法要略

• 葵花子油适宜于煎、炸、烹、炒。

• 肝病患者不宜多食用葵花子油。

• 食用时应避免高温。

• 葵花子油不宜久存，应避高温和光照。

• 鉴别葵花子油的好坏的方法：看油的颜色，真正好的葵花油颜色是金黄的；伪劣的颜色暗淡，闻起来可能有一股臭味。

🥄 食疗功效

中医认为，葵花子油具有开胃、润肺、补虚、美容等功效，有降压、降脂，预防心脑血管病、糖尿病等作用。适用于消化不良、咳嗽、气短、体虚乏力、腰膝酸软、皮肤色素沉着等疾病的辅助治疗。

推荐 苦瓜炒鸡肉

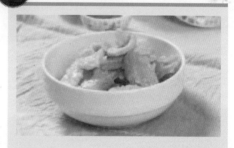

☑ 原料

苦瓜200克，鸡肉200克，红椒20克，葵花子油5克，葱末、蒜末、姜末各5克，盐、料酒、胡椒粉、水淀粉各适量。

☑ 做法

①苦瓜切开边，去掉瓜瓤，切小片，焯水，迅速过凉。

②鸡肉切片，放入盐、料酒、胡椒粉腌几分钟。

③锅中放入油。油热放入葱末、姜末、蒜末爆香。

④将鸡肉下过翻炒至变色后放入苦瓜和红椒继续翻炒一会儿。

⑤放入盐调味，再加水淀粉勾芡即可出锅。

☑ 功效

降糖，降脂，预防糖尿病合并心脑血管疾病。

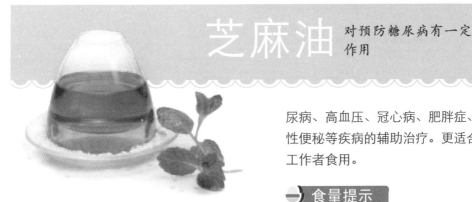

芝麻油

对预防糖尿病有一定作用

尿病、高血压、冠心病、肥胖症、习惯性便秘等疾病的辅助治疗。更适合脑力工作者食用。

🍽 食量提示

每天5克为宜。

🥫 有益于防治糖尿病的营养成分

芝麻油中所含的不饱和脂肪酸是一种对人体极为有利的物质,它容易被人体吸收和利用,能够促进胆固醇的代谢,消除动脉血管壁上的沉积物,使血管有弹性,能够保护血管。芝麻油中还含有芝麻素及丰富的维生素E,可增强机体抵抗力,延缓衰老。芝麻油对防治糖尿病有一定的作用。

🍽 食法要略

• 无论是烹炒菜肴,还是凉拌菜肴,倒几滴芝麻油就会香气四溢。

• 炒过一次菜的芝麻油可以用来炒菜,但不宜再次用来炸制食物。

• 芝麻油一次不宜食用过多,这样不利于消化吸收及促进胆汁和胰液分泌,还容易诱发胰腺炎及胆囊炎。

🍽 食疗功效

中医认为,芝麻油有润肠、通便、养心、护肝、抗癌等功效,芝麻油能加速人体代谢功能,具有预防贫血、活化脑细胞、清除血管堆积物,防止血栓的功能。适用于偏食厌食、贫血、药物性脱发、糖

推荐 **黄瓜拌金针菇**

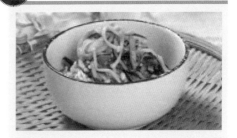

☑ 原料

黄瓜300克,金针菇40克,姜末、蒜末、生抽、醋、盐、辣椒油、芝麻油各适量。

☑ 做法

①黄瓜洗干净,擦成丝,码放在盘中内。
②金针菇摘洗干净,用水焯熟后捞出控净水分,码放在黄瓜上面。
③往盘内放入姜末、蒜末、生抽、醋、盐、辣椒油、芝麻油拌匀即可。

☑ 功效

对糖尿病性高血压、高脂血症、心脏病等有一定的防治作用。

茶 饮 类

茶饮对稳定血糖有什么益处

饮品的种类有很多，如水、茶类、饮料类、酒类等。从健康角度讲，茶类饮品对糖尿病患者有着特殊的作用，因为茶叶中富含多种化合物，如蛋白质、茶多酚、生物碱、氨基酸、矿物质等，对防治糖尿病引起的心、脑、肾、眼底及皮肤等慢性病有着重要的作用，可迅速改善口干、口渴、尿频、肢体肿胀、视物模糊、体乏无力等症状。

对除水、茶之外的各种饮品，糖尿病患者还是应该少喝或不喝，因为许多人工配置的饮品，如碳酸饮料、果汁中一般都含有相当多的糖分和食品添加剂，这对健康极为不利，尤其对糖尿病患者来说更是如此。糖尿病患者应该杜绝酒类，否则会加重病情。

水、茶喝多少为宜

水是每天必须要喝的，一个人每天至少要喝8杯水（1600毫升）。对糖尿病患者来说，一定要及时喝水，特别是在运动过后又出了大量的汗，及时喝水才能补充体内丢掉的水分，这对稳定病情至关重要。

茶类方面，绿茶每日喝5克左右为宜；红茶每日喝10克左右为宜。

哪些饮品尽量不喝，哪些饮品可以适量少喝

尽量不喝的饮品：白酒、啤酒、碳酸饮料、蜂蜜、果汁饮品。

适量少喝的饮品：花茶、杏仁露、黄酒、糯米酒、红葡萄酒、全脂速溶奶粉。

茶饮什么时候喝合适

绿茶应该在吃完饭之后饮用，可起到解油腻、开胸顺气的作用。
红茶应该在吃完饭之后饮用，可起到利尿、助消、化降压的作用。

茶饮怎样与其他食物合理搭配

饮用绿茶时,加入一点苹果粒,不但味道更清香,而且能产生一种有效物质,使防病抗衰老的效果发挥得更好。

饮用红茶时,可加入一点柠檬,长期坚持饮用能够预防骨质疏松的发生。

喝茶饮应该注意什么问题

• 不要喝生水,也不要喝存放了好多天的桶装水。

•绿茶不要用沸水冲泡,以免破坏其中的营养成分,正确的方法是,用凉开水浸泡半个小时后饮用,使里面的茶氨酸充分溶解出来。

•红茶不易与鸡蛋同食,因为鸡蛋中含有铁元素,容易与红茶中的某些成分结合,对胃黏膜有刺激作用,且不利于消化和吸收。

糖尿病患者应该怎样喝汤

在中国人的饮食习惯中汤似乎是必不可少的,汤的种类很多,汤的口味也各异,那糖尿病患者该怎么喝汤呢?

有许多糖尿病患者在家里的时候比较关注糖尿病饮食方面的知识,但是一到了外面就管不住自己的嘴了,这是非常不好的。比如有很多人在外吃饭时有爱喝汤的习惯,但是这个习惯最好改一下,在外吃饭最好少喝汤。

之所以不让糖尿病患者多喝汤,主要是因为汤里的盐太多了。一般的速溶汤里和餐厅的汤里,汤的含盐量在1.2%~2%,也就是100毫升的汤里面就含有1.2~2克盐。这样做出的汤菜更加鲜美,只不过,一不小心两碗汤下肚,就可能吃下了5克盐。按照世界卫生组织的推荐,一个人每天摄入的食盐量不应超过5克,即使放宽到中国的限量6克,如果喝下两碗汤,再加上菜肴中的盐,一天的盐摄入量就会大大超标。

除了盐之外,汤里含有的脂肪也比较多。排骨汤、鸡汤、老鸭汤等肉类的汤中,还含有大量的脂肪和胆固醇。对糖尿病合并痛风患者来说,肉汤中所含的嘌呤也很高,更需要注意。而在家的时候,就可以亲手做一些低盐甚至无盐的汤。一方面,若想达到补身的功效,不放盐最好。因为盐摄入过多不但会引起高血压等疾病,还会影响钙等矿物质的吸收效果;另一方面,肉汤不放盐也是完全可以的。喝汤时最好以清淡为主,不要喝太多的汤。

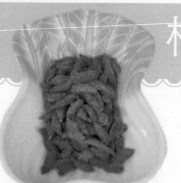

枸杞

增强胰岛素敏感性，
提高糖耐量

天20克左右为宜。

食法要略

• 枸杞子不宜与绿茶一起饮服。

• 感冒、发热、腹泻、有炎症者不要饮用枸杞子茶。

食疗功效

中医认为，枸杞子具有滋肝、补肾、润肺、补虚、益精、明目、健骨、固髓等功效。枸杞茶可抑制脂肪在肝细胞内沉积，促进肝细胞再生，有保护肝脏的作用；还可兴奋大脑神经、呼吸，促进胃肠蠕动等；能防治高血压、心脏病、动脉硬化等疾病。枸杞茶适宜于腰膝酸软、头晕目眩、虚劳咳嗽等病症的辅助治疗。

食量提示

泡茶每天30克为宜，咀嚼吃每

推荐 杞菊决明子茶

☑ 原料

炒后的决明子10克，枸杞30克，菊花5朵。

☑ 做法

①将炒决明子、枸杞洗净控干水分，备用。

②将炒后的决明子、枸杞和菊花用开水冲泡，闷15分钟左右即可饮用。

☑ 功效

除降低血糖外，还有扩张冠状动脉、改善微循环、降低血脂、降低血压的作用。

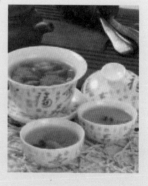

有益于防治糖尿病的营养成分

枸杞子中含有枸杞多糖，它能增强糖尿病，特别是2型糖尿病患者胰岛素的敏感性，增加肝糖原的储备，提高糖耐受量，降低血糖水平，并能预防餐后血糖升高。糖尿病患者如果经常喝枸杞茶，可防治糖尿病及并发症。

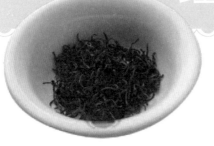

红茶

控制血糖，有效防治骨质疏松及其他并发症

食法要略

•红茶的饮法最多，融合了中西方的文化特点。比如饮法可以是传统的热红茶，可以是英式的奶茶，可以是意式的橘茶，也可以是水果茶或冰红茶。

•冲泡红茶需用90～100度的沸水冲泡，如水温低，茶叶中有效成分被析出少，茶叶味就会淡。

•饮红茶不宜过浓，隔夜红茶不宜再饮用。

•不宜用保温杯泡红茶。红茶冲泡时间不宜过长。

•神经衰弱、消化道溃疡、心血管疾病、肾功能不良、习惯性便秘及失眠、发热的人不宜饮红茶。

•一般6个月以内的红茶品质为正常，超过1年以上的，容易变质。

食疗功效

中医认为，红茶具有利尿、消肿、抗菌、解毒等功效，能够促进胃肠消化、预防感冒、降压、降脂、防蛀牙及食物中毒等。适宜于消化不良、伤风流涕、畏寒肢冷等疾病的辅助治疗。

食量提示

每天15克为宜。

推荐 红茶

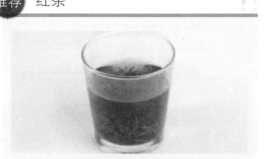

有益于防治糖尿病的营养成分

红茶对糖尿病有较好的治疗和保健作用，红茶中所含的成分能够促进人体产生胰岛素，对血糖的控制及稳定起着重要作用。红茶中的茶黄素、茶红素及聚合物还具有抗心血管病、抗癌等功效。糖尿病患者，特别是女性患者，如果经常饮用红茶，能够有效地防治骨质疏松及其他并发症。

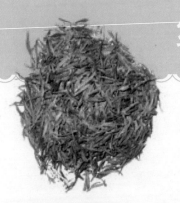

绿茶 改善人体对胰岛素的反应能力，降低血糖

食法要略

• 绿茶不宜用沸水冲泡，水温80度就可以了。尤其是绿茶的嫩芽，用凉开水浸泡半小时左右就可饮用。这是因为绿茶含有对人体有益的茶氨酸，过烫的水会破坏其中的营养成分；而且咖啡碱容易被析出，致使茶水变黄，茶味较苦。

• 中低档绿茶则要用90～100度的沸水冲泡，如水温低，茶叶中有效成分被析出少，茶叶味就会变淡。

• 不宜用茶水送服药物，因为绿茶会降低药效。

• 人参、西洋参不宜和绿茶一同食用。

• 哺乳期妇女、孕妇和儿童不宜饮绿茶。

• 饭后不宜立即喝绿茶。

食疗功效

中医认为，绿茶具有利尿、明目、降火、清咽、固齿、解腻等功效。有抗过敏、抗病毒、杀菌、消臭解毒、提神醒脑、消除疲劳、防癌抗癌、美容健身等作用。适宜于小便不畅、口干舌燥、牙龈肿痛、便秘、口臭、痰多等疾病的辅助治疗。

食量提示

每天5～10克为宜。

推荐 绿茶

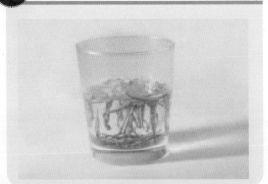

有益于防治糖尿病的营养成分

绿茶含有一种特殊的抗糖尿病物质，这种物质可以将胰岛素的活力增强20倍，改善人体对胰岛素的反应能力，降低血糖。不仅如此，绿茶中的儿茶素、维生素C、维生素E等还有降压、降脂、预防心血管疾病等作用。

豆浆

防治糖尿病及并发症

毒、外伤出血等症的辅助治疗。常喝豆浆对贫血、气喘病、肠胃虚弱、骨质疏松、小儿佝偻病、神经衰弱、女性更年期综合征等有一定疗效。

食法要略

• 黄豆在室温20～25℃下浸泡12小时做豆浆最适宜。

• 喝豆浆需煮沸5分钟，未熟的豆浆不能饮用。这是因为黄豆含有一些有害物质，会对身体产生毒副作用。因此我们要将豆浆煮熟，这样才会消灭这些物质。但要注意的是，煮豆浆到80～90℃时，会出现"假沸"，这时不要以为豆浆已经熟了而关火，要再继续煮3～5分钟才可以。

• 不宜空腹饮豆浆。

食疗功效

中医认为，豆浆具有健脾宽中、润燥利水、活血解毒、祛风热等功效。可用于消化不良、脾气虚弱、妊娠期高血压疾病、痈疮肿

食量提示

成人每天喝250～300毫升为宜，儿童每天200～250毫升为宜。

推荐 豆浆粥

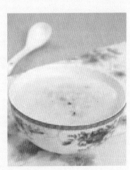

☑ 原料

豆浆500克，粳米50克。

☑ 做法

①将粳米淘洗干净，浸泡半小时。
②豆浆倒在锅里，放入粳米同煮成粥即可。

☑ 功效

降糖降压，滋阴壮阳，补虚益胃。

有益于防治糖尿病的营养成分

豆浆含有丰富的蛋白质、磷脂、矿物质及多种维生素，能够预防高脂血症、高血压、动脉硬化、老年痴呆症的发生。糖尿病患者经常饮用豆浆，对防治糖尿病及并发症有较好的作用。

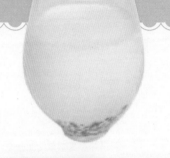

牛奶

保护心脑血管，预防
糖尿病及并发症

低气管炎发生的概率，预防龋齿、贫血。
睡觉前喝杯热牛奶还有助于睡眠。

食量提示

每天250～300毫升为宜。

食法要略

• 加热牛奶时不要将其煮沸，科学的煮奶方法是：用旺火煮奶，奶将要开时马上离火，然后再加热，如此反复2～3次，既能保存牛奶中的营养，又能杀死病菌。

• 牛奶温热饮用最好。饮用牛奶的最佳时间是晚上入睡之前。

• 患有肾病、肠胃疾病者不宜过多饮用牛奶，以免加重病情。

• 喝牛奶时不宜吃巧克力，以免影响身体对钙的吸收和利用。

• 喝牛奶时不宜吃橘子，以免影响消化。

食疗功效

中医认为，牛奶具有滋润肺胃、生津润肠、生血长骨、补虚安神等功效，牛奶可预防脑卒中、降

推荐 **奶油菜心**

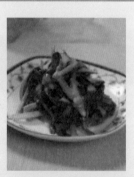

☑ 原料

鲜牛奶250克，菜心200克，鸡汤250克，植物油5克，盐、鸡精各2克、团粉15克。

☑ 做法

①把团粉倒入牛奶中调成芡汁。
②菜心切段，油锅烧热后放入菜心、鸡汤。
③将熟时，放入盐、鸡精调味，倒入牛奶和团粉调成的芡汁，搅匀烧开即可。

☑ 功效

下气消食，清热解毒，防治糖尿病并发心脑血管疾病、高血压等症。

有益于防治糖尿病的营养成分

牛奶中含有丰富的蛋白质、微量元素及多种维生素，对心脑血管有保护作用，还可以抑制冠心病，可降低血压、预防骨质疏松症，对防治糖尿病及并发症有一定的作用。

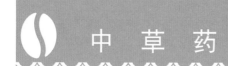

中　草　药

中草药对稳定血糖有什么益处

中草药应用在糖尿病的治疗上，在我国已有数千年的历史，不少中草药对防治糖尿病有着很好的作用，可以起到防止低血糖、双向调节血糖的作用，而且不良反应小，特别是对肝肾的损害可以降到最低。

中草药吃多少为宜

选择中草药时，千万不可盲目，应根据专业医师的指导选择，药剂用量也应由医师根据糖尿病患者的个体差异确定。

中草药什么时候吃合适

一般来说，中药煎剂分早晚两次分服，但也因个体差异问题而有特殊情况，什么时候吃，要听从专业医师的建议和要求。

中草药怎样与其他食物合理搭配

中草药所含成分较为复杂，不仅中草药之间配伍有所禁忌，就是与其他食材搭配时也要向专业医师咨询，不可盲目与其他食材搭配食用。

吃中草药应该注意什么问题

• 一些中草药确实对糖尿病的防治有效，但糖尿病患者切不可乱用所谓的偏方、验方，由于个体差异，有些偏方会对有些人的病情康复有益，但不一定对所有人有益。何况有些偏方经过人云亦云，出处已经不详，甚至可能是误传，所以不可轻易使用。

•不要私自配伍中药方剂，因为中药的配伍是一门严肃的科学，如果没有这方面的专业知识，极可能导致严重的不良后果。

•为减少肠胃负担，中药采取浓汁且少量饮服为好。

•煎药容器以沙锅为宜,严禁用铁器。

•煎中药前应先用冷水浸泡20分钟左右。煎药用水量一般以浸过药面1～3厘米为宜，大剂量和易吸水的药物可适当增加用水量。

•煎药时间应根据药性而定，一般煎药时长为30分钟。每剂中药一般煎两次，第二次煎药时间可略短。

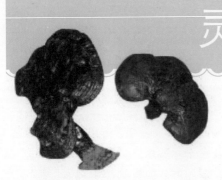

灵芝

改善血糖、尿糖，防治糖尿病合并心血管疾病、高脂血症

助治疗。

🥄 食量提示

具体用量需听从医生指导。

🎐 有益于防治糖尿病的营养成分

灵芝的营养成分极为丰富，含有有机酸、氨基酸、葡萄糖、水溶性蛋白质及多种酶类等，服用灵芝可改善血糖、尿糖等症状，降低非胰岛素依赖性糖尿病的并发症程度，对防治糖尿病合并心血管疾病、高脂血症等有较好的作用。

🥄 食法要略

• 新鲜灵芝可以直接食用。

• 从市场上买回散装灵芝后，服用前要清洗干净。

• 灵芝，有野生和人工栽培两种，野生灵芝的药效要比人工栽培的好。

🥄 食疗功效

中医认为，灵芝具有补肺肾、止咳喘、安心神、健脾胃、强筋骨等功效。灵芝对神经系统有镇静、镇痛作用；对心血管系统有降压、降脂、降糖、降低心肌耗氧量、改善心肌微循环等作用。灵芝对肝脏也有保护作用，还能调整免疫系统，增强人体抵抗疾病的能力，延缓衰老。灵芝适用于失眠、耳鸣、慢性支气管炎、哮喘、腰膝酸软、白细胞减少症等疾病的辅

推荐　灵芝煲鸭

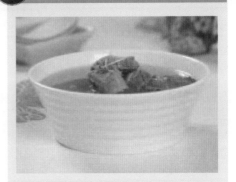

☑ 原料

灵芝50克，净鸭子1只（约1000克），草果15克，肉桂10克，盐3克，葱丝、姜丝各10克。

☑ 做法

①鸭肉切块。
②将灵芝、草果、肉桂用水煎，去渣留汁。
③将汁倒入沙锅中，放鸭肉、姜丝、葱丝，文火炖至熟透。
④加盐调味即可。

☑ 功效

降糖，降脂，补肺肾，止咳喘，健脾胃。

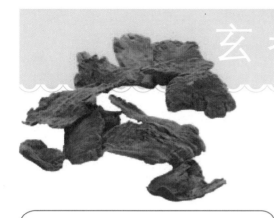

玄参

提高人体红细胞胰岛素结合率，降低血糖

食量提示

具体用量需听从医生指导。

有益于防治糖尿病的营养成分

玄参含有玄参素、氨基酸、胡萝卜素、微量挥发油、生物碱等，能提高人体红细胞胰岛素总结合率及最高结合率，有降低血糖等疗效，对防治糖尿病及并发症有较好的作用。

食法要略

•玄参既可以单独服用，也可以与其他食材搭配食用。不宜与藜芦、黄芪、干姜、大枣、山茱萸同用。

•脾胃虚寒、食欲不振、腹痛、大便溏稀者忌服玄参。

•品质好的玄参表面灰黄色或灰褐色，有不规则的沟、纹和须根痕，质坚硬，不易折断，断面黑色，微有光泽。

食疗功效

中医认为，玄参具有滋阴降火、清热解毒、利咽喉、通小便等功效，有增加冠状动脉血流量、增强心肌营养、抗缺氧、抗病毒、降压、降糖等作用。

推荐 **玄参苦瓜粥**

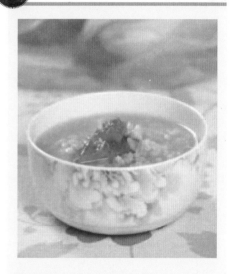

☑ **原料**

玄参15克，苦瓜150克、粳米100克。

☑ **做法**

①将苦瓜去皮、洗净、切块，玄参用纱布包好，粳米淘洗干净。
②将上述食材一起入锅，加水适量熬煮成粥。
③捞出纱布袋即可。

☑ **功效**

降压，降糖，滋阴降火，利咽喉，通小便。

葛 根

防治糖尿病合并高血压、高脂血症

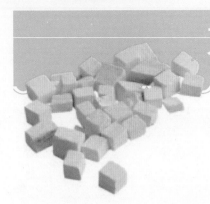

食量提示

具体用量需听从医生指导。

有益于防治糖尿病的营养成分

葛根的药用价值很高，它所含的黄酮类物质能够起到明显的降血糖、降血脂、降血压、预防心脑血管疾病等作用，对防治糖尿病合并高血压、高脂血症等有较好的疗效。

食法要略

• 葛根既可以与其他药物配伍，也可以与食材搭配服用。炒菜时拿葛根粉勾芡，可使菜肴鲜嫩美味。

• 阴虚火旺、胃寒者慎用。

• 葛根能刺激雌激素分泌，因此乳腺增生患者及妊娠期、哺乳期女性不宜食用。

• 购买葛根应到正规、信誉好的药店。

食疗功效

中医认为，葛根具有解表退热、生津止渴、滋润筋脉、透疹、升阳、止泻等功效，对麻疹、肠梗阻、风寒感冒、高热口渴、头痛、呕吐、心绞痛、突发性耳聋等有非常好的治疗作用。常食葛粉能增强体质、提高机体抗病能力，延缓衰老。

推荐 **葛根小米粥**

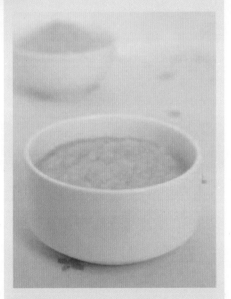

☑ 原料

葛根粉100克，小米200克。

☑ 做法

①将小米浸泡一夜，备用。
②将小米与葛根粉搅拌均匀，入锅，加水适量，熬煮1小时后即可食用。

☑ 功效

降糖，降脂，降压，防治糖尿病及并发症。

黄精

抑制肾上腺素引起的血糖过高

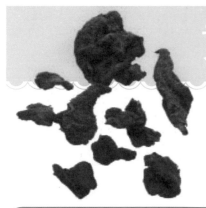

有益于防治糖尿病的营养成分

黄精含有的黄精多糖,可抑制肾上腺素引起的血糖过高,起到降糖作用。黄精还有显著的降低血脂的疗效,并能改善动脉粥样硬化状况,预防糖尿病并发心脑血管疾病等。

食法要略

• 黄精既可水煎,也可与药物、食材搭配做成药膳食用。

• 黄精宜与陈皮搭配。

• 脾虚、气滞、舌苔厚腻、胸闷纳呆者不宜服用黄精。

食疗功效

中医认为,黄精具有补中益气、养胃阴、润心肺、强筋骨、补脾气等功效。黄精可降低血压,对高血压、肾性高血压、脂肪肝有治疗作用。黄精还对结核杆菌、伤寒杆菌、多种皮肤真菌有较强的抗菌、抑菌作用。适用于肺痨咯血、虚损寒热、筋骨软弱、风湿疼痛、风癞疥癣、食少等疾病的治疗。

食量提示

具体用量需听从医生指导。

推荐 精杞猪骨汤

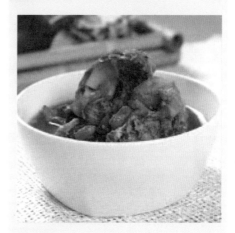

☑ 原料

黄精片20克、猪脊骨500克、枸杞子10克,料酒、葱丝、姜丝、盐各适量。

☑ 做法

①猪脊骨洗净、斩块、焯水。
②锅中加水、猪脊骨、黄精片、枸杞、料酒、葱丝、姜丝。
③先用旺火烧沸,再改用小火炖煮1小时。
④放盐调味即可。

☑ 功效

降糖,降脂,降压,补中益气,养胃阴,润心肺,强筋骨。

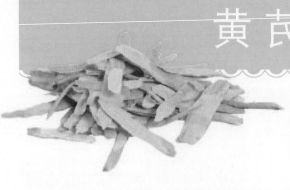

黄芪

增加胰岛素敏感性，双向调节血糖，预防并发症

氧、抗衰老、抗肿瘤、增强机体免疫力等。适宜于糖尿病、高血压、心脏病等症状的治疗。

有益于防治糖尿病的营养成分

黄芪具有增加胰岛素敏感性、双向调节血糖的功效。黄芪所含有的黄芪多糖能够增加机体免疫力，对预防动脉硬化、预防心肌缺血、改善肺功能、改善血液流变和血小板凝集有较好的作用。经常服用黄芪，对防治糖尿病并发心脑血管疾病、高血压、肾脏病有较好的作用。

食法要略

• 阴虚阳亢、食积、便溏者不宜服用。

• 感冒发热不宜服用黄芪。

• 黄芪可水煎后代茶饮，也可以与鸡、鸭等肉搭配做成菜肴食用，具有很强的滋补作用。

• 中药店出售的黄芪有生黄芪、炙黄芪，药效相同都可以用。

• 宜到正规、信誉好的药店购买。

食疗功效

中医认为，黄芪具有利水消肿、补肺健脾、托毒生肌等功效。能够降低血液黏稠度、降低血压、减少血栓形成、保护心脏、双向调节血糖、抗自由基损伤、抗缺

食量提示

具体用量需听从医生指导。

推荐 黄芪炖鲈鱼

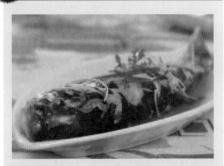

原料

黄芪20克，鲈鱼1条（约800克），植物油10克，盐3克，花椒、葱丝、姜丝、料酒各适量。

做法

①鲈鱼收拾干净，用油煎一下。
②放入盐、花椒、葱丝、姜丝、料酒、水、黄芪，用大火烧沸。
③用小火炖煮至熟，拣去黄芪即可食用。

功效

降糖降脂，补气养血，润肺健脾，利水消肿。

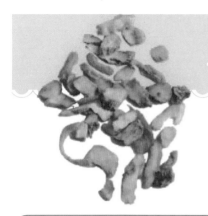

玉竹

增加胰岛素敏感性，
降糖效果显著

有益于防治糖尿病的营养成分

玉竹含有的多糖及皂苷成分，降糖效果显著。对防治糖尿病合并高血压、心脏病有较好的疗效。

食法要略

•脾胃虚寒、大便不实，或胃有痰饮、湿浊、食少脘胀、舌苔厚腻者忌服。

•玉竹既可以用水煎代茶饮，也可以同其他药材或食材配伍，做成药膳食用。

•应到正规、信誉好的药店去购买。购买时要注意，玉竹以条长、肉肥、黄白色、光泽柔润者为佳。

食疗功效

中医认为，玉竹具有养阴、润燥、除烦等功效。玉竹一般用来治疗小便频数、干咳少痰、津少口渴、食欲不振、胃部不适、心悸、心绞痛等疾病。玉竹还具有润泽皮肤、消散皮肤慢性炎症和治疗跌伤扭伤的功效。

食量提示

具体用量需听从医生指导。

推荐 玉竹山药煲老鸭

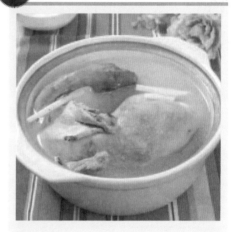

☑ 原料

玉竹10克，山药20克，老鸭1只（约2500克），葱段、姜片、盐各适量。

☑ 做法

①玉竹洗净、切段，山药去皮，切片，备用。
②老鸭收拾干净，放入沙锅中，加玉竹、葱段、姜片，水煮煮至将熟。
③放入山药、盐，小火炖煮至熟即可食用。

☑ 功效

降糖，降压，养阴补肺，滋阴润燥，除烦止咳。

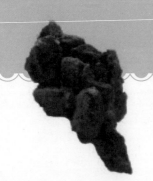

地黄

调节血糖，预防糖尿病
并发高血压

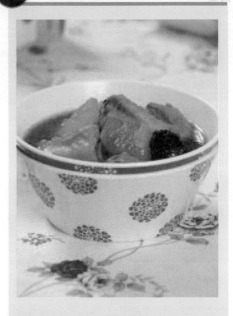

推荐 地黄冬瓜排骨汤

有益于防治糖尿病的营养成分

地黄含糖量低，能增加胰岛素的敏感性，对糖尿病患者胰岛素抵抗有改善作用，可起到调节血糖的作用。地黄还能够在寒冷环境下对血压进行双向调节，地黄对糖尿病并发高血压有较好的防治作用。

食法要略

• 地黄不宜与葱、蒜、萝卜搭配食用。

• 地黄性寒凉，脾胃虚寒、大便溏稀者不宜服食。

• 熟地黄是由生地黄加黄酒拌，蒸至内外色黑、油润而成，或直接蒸至黑润而成。

• 服用时要将其切成厚片。

食疗功效

中医认为，生地黄具有清热凉血、养阴生津等功效；熟地黄具有补血滋阴、补精益髓等功效。地黄适用于眩晕、心悸、失眠、月经不调、崩漏、盗汗、遗精、消渴、眩晕耳鸣、须发早白等疾病的治疗。

食量提示

具体用量需听从医生指导。

☑ 原料

地黄20克，冬瓜200克，排骨1000克，料酒10克，姜片5克，盐4克，鸡精3克。

☑ 做法

①将排骨洗净、焯水、捞出。
②沙锅中加水，放入排骨、料酒、姜片，炖煮至将熟。
③放入冬瓜、地黄、盐，炖煮至熟，加鸡精调味即可。

☑ 功效

降糖，降压，清热凉血，养阴生津。

麦冬

增加胰岛素的分泌量，降低血糖

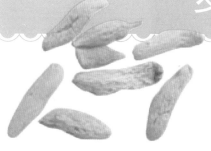

有益于防治糖尿病的营养成分

麦冬含有一种物质——多糖，它能够增加胰岛素的分泌量，起到降糖的作用。

食法要略

• 麦冬可与其他药材、食材搭配制成药膳食用。麦冬尤以浙江杭州一带所产的品质最佳，选购时要有所注意。

• 风寒感冒、脾胃虚寒、大便溏稀者忌服麦冬。

• 有过敏史或过敏体质的人，慎服麦冬。过敏表现为出现恶心、呕吐、心慌、烦躁、全身红斑、瘙痒等。

食疗功效

中医认为，麦冬具有养胃生津、清心润肺、养阴润燥等功效。适用于心烦口渴、咳嗽、痰多、气逆等疾病的治疗。麦冬还能够治疗心律失常、冠状动脉流量等。

食量提示

具体用量需听从医生指导。

推荐 麦冬饮

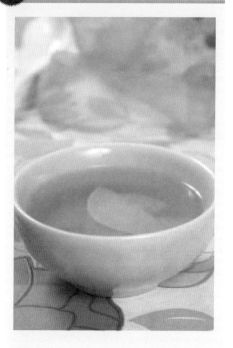

☑ 原料

麦冬10克，贡梨1个（约300克）。

☑ 做法

①贡梨洗净，切片。
②麦冬洗净，切片，用水煎20分钟，去渣留汁。
③放入贡梨片稍煮即可。

☑ 功效

降糖降压，养胃生津，清心润肺，养阴润燥，可以增加冠状动脉流量，适用于心肌缺血、心律不齐。

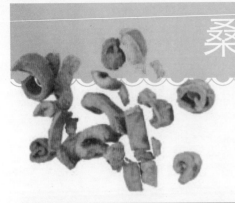

桑白皮

适用于糖尿病合并肾脏病的治疗

食量提示

具体用量需听从医生指导。

有益于防治糖尿病的营养成分

桑白皮能够延缓食物在胃肠道的消化和吸收，避免餐后血糖的上升，从而有效地降低血糖。桑白皮尤其适用于糖尿病合并肾脏病的治疗。

食法要略

• 桑白皮既可水煎，代茶饮；又可与其他药材、食材搭配，制作成药膳服用。

• 小便多及风寒咳嗽忌服。

• 购买时应到正规、信誉好的药店，一般品质好的桑白皮，为干燥根皮，多呈长而扭曲的板状，或两边向内卷曲成槽状。外表颜色呈淡黄白色或近白色，有少数棕黄色或红黄色斑点，较平坦，有纵向裂纹及稀疏的纤维。内表颜色呈黄白色或灰黄，质韧，撕裂时有白色粉尘飞出。微有豆腥气，味甘微苦。以色白、皮厚、粉性足者为佳。

食疗功效

中医认为，桑白皮具有泻肺平喘、行水消肿等功效，适用于肺热喘咳、吐血、水肿、脚气、小便不利等疾病的治疗。

推荐 **桑白皮枸杞子饮**

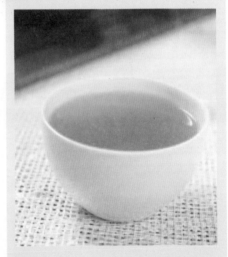

☑ 原料

桑白皮20克，枸杞子25克。

☑ 做法

①将桑白皮和枸杞洗净，放入沙锅中，往沙锅中倒入1000毫升水。
②将沙锅置火上，用大火将水烧沸，转小火煎20分钟，去渣取汁，晾至温凉即可饮用。

☑ 功效

降血糖，利水消肿。

玉米须 显著降低血糖

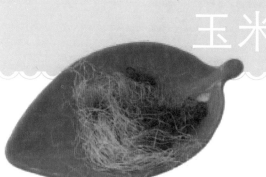

有益于防治糖尿病的营养成分

　　玉米须中的多糖能显著降低血糖,促进肝糖原的合成,其所含皂苷也有辅助治疗糖尿病的作用。玉米须有很强的泄热、利尿作用,可以增强氯化物排出量,其利尿作用是肾外性的,所以对各种原因引起的水肿都有一定的疗效。玉米须有明显的降压效果,可用于防治糖尿病性高血压。

食法要略

• 可选新鲜玉米,将须子取下,晾干后放入袋子保存,随喝随取。

• 可以将带有玉米须的玉米放入锅内,加水适量煮熟,吃玉米,喝煮玉米的水。

• 玉米须与菊花搭配,味道更好。

食疗功效

　　中医认为,玉米须具有平肝利胆、利尿泄热、降血压等功效,对各种原因引起的水肿、慢性胆囊炎、膀胱结石、尿路结石、黄疸、肺结核等都有一定的疗效。玉米须茶还可提高血小板数量、降低血压。

食量提示

每天60克为宜。

推荐　玉米须薏苡仁绿豆饮

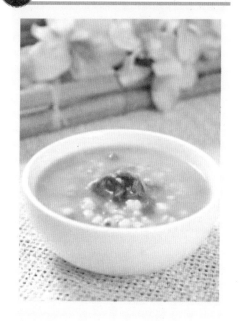

☑ 原料

玉米须60g,薏苡仁、绿豆各30g。

☑ 做法

①将玉米须、薏苡仁和绿豆洗干净,放入锅中浸泡2小时。
②锅中加适量水,大火煮30分钟,关火,晾凉后即可饮用。

☑ 功效

利尿,降糖,降压。

川芎

对单纯型糖尿病视网膜病变有较好疗效

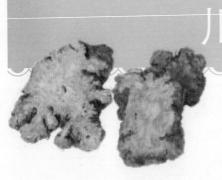

有益于防治糖尿病的营养成分

川芎所含的川芎嗪能够明显地改善人体微循环，尤以动脉最为显著，能够加速血流量，防止动脉硬化等。对单纯型糖尿病视网膜病变有较好的疗效。也能明显改善和防治糖尿病合并心脏病。

食法要略

• 川芎可与其他药物、食材配伍，制成药膳食用。

• 月经期间不宜服用川芎。

• 服用川芎药膳后不要马上饮绿茶，因为绿茶性凉，会减弱川芎功效。

食疗功效

中医认为，川芎具有活血行气、祛风止痛等功效。适用于月经不调、经闭痛经、症瘕腹痛、胸胁刺痛、跌扑肿痛、头痛、风湿痹痛等疾病的治疗。川芎还具有改善微循环、抑制血小板聚集、抗血栓、利尿等作用。

食量提示

具体用量需听从医生指导。

推荐 川芎薏苡仁粥

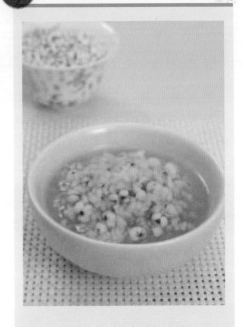

☑ 原料

川芎10克，薏苡仁50克，粳米30克。

☑ 做法

①川芎用水熬煮半个小时，去渣留汁备用。

②锅中放入薏苡仁、粳米，与川芎汁共煮成粥即可。

☑ 功效

活血行气，祛风止痛，对因糖尿病视网膜病变有较好的疗效。

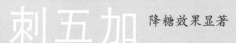

刺五加　降糖效果显著

 推荐　五味饮

有益于防治糖尿病的营养成分

刺五加能增加胰岛素的敏感性，促进胰岛素的正常分泌，降糖疗效显著。刺五加还对神经系统有较好的疗效，能修复受损的神经细胞，提高神经传导速度，非常适合对糖尿病的防治，尤其对糖尿病周围神经病变有较好的疗效。

食法要略

• 刺五加既可水煎，代茶饮，又可与其他药材、食材搭配，制作成药膳服用。

• 儿童和感冒、发热者不宜服用刺五加。

• 体内热盛、便干尿黄、口干舌燥者不宜服用刺五加，以免加重症状。

食疗功效

中医认为，刺五加具有补肾安神、益气健脾等功效，适宜于身体虚弱、腰酸、腿酸、背痛、厌食、睡觉困难、梦多者服用。

食量提示

具体用量需听从医生指导。

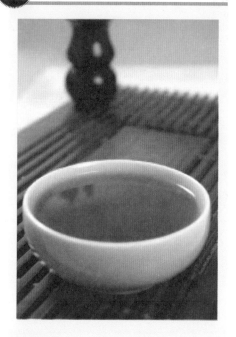

☑ 原料

黄芪8片，灵芝2片，刺五加20克，山楂2～3片，枸杞子10克。

☑ 做法

①将黄芪、灵芝、刺五加、山楂和枸杞子洗净，浸泡20分钟。
②将这些药材放入沙锅中，加适量水煎煮10分钟即可。可把药汁分成2份，每份对点热水，稀释饮用。

☑ 功效

补肾安神，增强体质，降血糖。

地骨皮 降糖效果显著

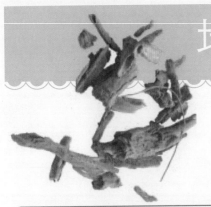

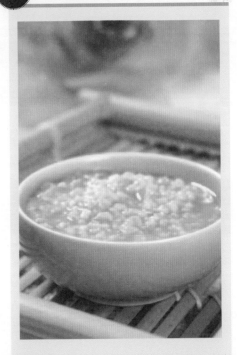

推荐　**地骨皮粥**

有益于防治糖尿病的营养成分

地骨皮有保护胰岛B细胞免遭损害的作用，还能够抑制中性脂肪在肝脏中合成，保证肝脏维持正常血糖的生理功能，降糖效果显著。地骨皮对防治糖尿病及并发症有较好的疗效。

食法要略

• 地骨皮既可以水煎，代茶饮；又可与其他药材、食材搭配，制作成药膳服用。

• 大便溏稀、脾胃虚寒者忌服。

• 购买时应到正规、信誉好的药店，好品质的地骨皮块大肉厚、无木心、无杂质，内里呈黄白色、有细纹，内层呈灰白色。

食疗功效

中医认为，地骨皮具有清热泻火、润肺生津等功效，对肺热咳嗽、痰多咯血、尿血等疾病有较好的作用，适宜于糖尿病合并高血压等症的治疗。

食量提示

具体用量需听从医生指导。

☑ **原料**

地骨皮10克，麦冬15克，粳米50克。

☑ **做法**

①将地骨皮、麦冬放入纱布袋。
②粳米淘洗干净后入锅，倒适量水，放入纱布袋，熬煮成粥即可。

☑ **功效**

降糖，清热泻火，润肺生津。

第三章

营养食谱，有效控制糖尿病

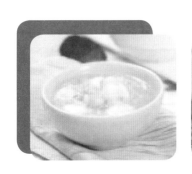
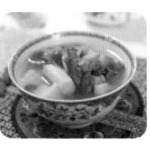
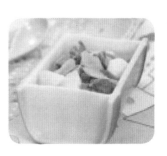

糖尿病在中医中的分类及其食疗原料的选择

糖尿病在中医理论中属于"消渴"病的范畴。中医认为糖尿病发病原因主要是身体阴虚，加上饮食不节、情致失调、劳欲过度等因素所致。根据临床症状，中医将糖尿病分为"上消""中消""下消"及"上中消""上下消"和"三消"等类型。

上消型糖尿病及其食疗原料的选择

中医认为，上消型糖尿病一般是由于肺热伤津所致，主要症状是饮水多、小便多、口渴、口干舌燥、舌边尖红、苔燥黄等。

适宜于上消型糖尿病食疗的原料见下表：

上消型糖尿病食疗原料表

上消型糖尿病食疗的食物原料	上消型糖尿病食疗的中药原料
梨、西瓜、冬瓜、猪肺、鱼翅、黄鳝、鲤鱼、石斑鱼、藕、菠菜、黑芝麻等	沙参、燕窝、生地黄、川贝、薏苡仁、百合、莲子、人参、茯苓、西洋参、山药、雪蛤等

中消型糖尿病及其食疗原料的选择

中消型糖尿病，是由于胃燥阴伤，而出现多食易饥、面黄枯瘦、大便秘结、舌苔黄燥、脉象滑数等症的糖尿病类型。

适宜于中消型糖尿病食疗的原料见下表：

中消型糖尿病食疗原料表

中消型糖尿病食疗的食物原料	中消型糖尿病食疗的中药原料
猪肚、火腿、牛肉、牛肚、鱼肚、牛奶、羊肚、羊奶、乌鸡、鸡蛋、白鸭肉、野鸭肉、鸭蛋、鹅肉、鹌鹑、鲫鱼、鱼翅、墨鱼、生鱼、鳖、龟、鲳鱼、鳗鱼、石斑鱼、燕窝、蛤蜊肉、海蜇、泥鳅、菠菜、苋菜、芹菜、马齿苋、白菜、藕、胡萝卜、番茄、茄子、南瓜、地瓜、蘑菇、梨、柿子、桑葚、无花果、柚子、西瓜等	黄精、枸杞子、麦冬、天冬、玄参、生地黄、熟地黄、石斛、沙参、女贞子、茵陈、生枇杷叶、黄芪、党参、山楂、葛根、山药粉、蚕茧等

下消型糖尿病及其食疗原料的选择

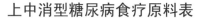

下消型糖尿病一般属于肾阴虚，主要症状是口渴多饮，小便频数、量多，尿如脂膏，头晕，目昏，腰膝酸软，口干、舌红，脉沉细而数等。

适宜于下消型糖尿病食疗的原料见下表：

下消型糖尿病食疗原料表

下消型糖尿病食疗的食物原料	下消型糖尿病食疗的中药原料
海参、墨鱼、海蜇、虾类、鸡肉、鸽肉、鹌鹑肉、石斑鱼、鱼翅、鲍鱼、鱼肚、燕窝、蔬菜类、蛋类、牛奶、龟肉、鳖肉、马奶及韭菜等	山药、熟地黄、茯苓、枸杞子、五味子、附子、鹿角片、菟丝子、党参、人参、黄芪、生地黄、山茱萸等

上中消型糖尿病及其食疗原料的选择

上中消糖尿病患者不但有肺热津伤表现，而且会也出现胃燥阴伤的症状，其症状为口渴多饮、咽干、舌燥、小便烦多、舌苔黄燥、多食善饥、消瘦、大便干结等。

适宜于上中消型糖尿病食疗的原料见下表：

上中消型糖尿病食疗原料表

上中消型糖尿病食疗的食物原料	上中型糖尿病食疗的中药原料
藕、黄瓜、冬瓜、西瓜、玉米须、西芹、蘑菇、木耳、鸡肉、牛肉、鸭肉、兔肉、鱼翅、鲍鱼、鱼肚、燕窝等	生地黄、天花粉、玄参、石膏、知母、甘草、黄芪、五味子、麦冬、沙参、黄精、玉竹、黄芩、百合等

上下消型糖尿病及其食疗原料的选择

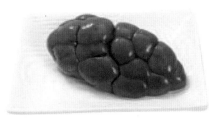

上下消糖尿病患者既有肺热伤津，又兼肾虚、精虚，其主要症状为口渴多饮，多尿，小便频数量多，尿如脂膏，且有头晕、腰膝酸软、口干舌红等。

适宜于上下消型糖尿病食疗的原料见下表：

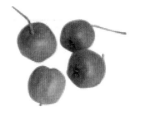

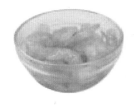

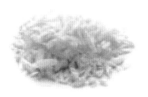

上下消型糖尿病食疗的药物原料表

上下消型糖尿病食疗原料	上下消型糖尿病食疗的中药原料
猪胰、猪肾、羊胰、牛胰、牛肾、猪肉、乳鸽、团鱼、生鱼、鳗鱼、龟、鱼翅、燕窝、虾仁、韭菜、南瓜粉、冬瓜、西瓜、马奶、猪肝、西芹、鱼腥草、白菜、萝卜、木耳、银耳、菠菜、核桃仁、白扁豆、藕、马蹄以及水果类（含糖多者少食）等	生地黄、天花粉、玄参、生石膏、知母、甘草、黄芩、天冬、麦冬、山药、沙参、葛根、五味子、石斛、贝母、冬瓜仁、熟地黄、黄芪、玉米须、党参、山楂、枸杞子、白术等

三消型糖尿病及其食疗原料的选择

三消型糖尿病兼有上、中、下三消的特征，既会出现肺热津伤、胃燥阴伤现象，又有肾虚精虚亏等症状。同时，也有阳气虚衰、阴阳两虚的表现，主要症状为多饮、多尿、多食、消瘦、乏力。严重者每日尿量可达数千毫升，小便混浊如膏，面色黧黑，耳轮焦干，腰膝酸软，阳痿滑精，舌淡，脉细无力。还可能伴有呕吐，腹痛，口腔内有烂苹果气味。本病严重患者，容易并发肺结核、高血压、动脉硬化、白内障、皮肤疮疖等症。

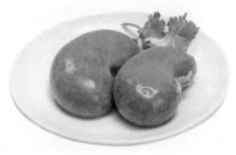

适宜于三消型糖尿病食疗的原料见下表：

三消型糖尿病食疗原料表

三消型糖尿病食疗的食物原料	三消型糖尿病食疗的中药原料
龟肉、团鱼、鹅肉、鸭肉、猪肉、猪胰、猪肝、猪肾、羊肾、羊肝、白鸽、禽蛋、牛奶、马奶、羊奶、蔬菜、水果（除含糖多者）类、鱼类、燕窝、鱼翅、海参、鲍鱼、鱼肚等	生地黄、花粉、黄芩、知母、麦冬、沙参、玄参、葛根、五味子、石斛、山药、山萸肉、茯苓、附子、枸杞子、旱莲草、菊花、女贞子、党参、黄芪等

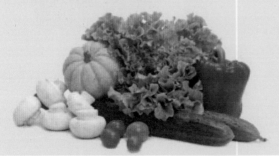

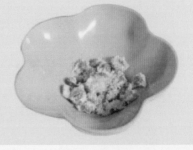

营养食谱推荐——肉类食谱

推荐 牛肉炒双鲜

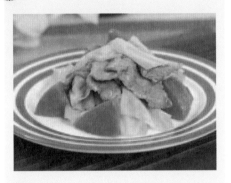

☑ 原料

番茄120克，牛肉100克，卷心菜150克，料酒、盐、味精适量。

☑ 做法

①将番茄、卷心菜、牛肉分别洗净，番茄切成方块，牛肉、卷心菜均切厚片。

②锅内烧热，放入番茄、卷心菜、牛肉，加水没过菜，用旺火烧。

③锅开后，撇去浮沫，放入料酒，再加入精盐、味精，略烧片刻，出锅即成。

☑ 功效

牛肉性平、味甘，补脾肾，益气血，强筋骨，长肌肉，消肿利水。番茄有抗癌、抗炎、降血脂等作用，也很适合糖尿病患者食用。尤其是番茄、牛肉合用，更是糖尿病患者增加营养，控制尿糖、血糖的佳肴。

推荐 荸荠猪肺汤

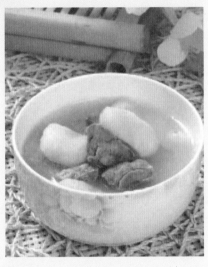

☑ 原料

荸荠50克，猪肺100克，葱、姜各5克，绍酒、盐少许。

☑ 做法

①把荸荠洗净，去皮后一切两半。猪肺洗净，切成3厘见方的块。姜切片，葱切花。

②把猪肺放入碗内，加入绍酒、葱花、姜片、盐，拌匀腌制30分钟。

③将猪肺、荸荠放入炖锅内，加500毫升水，置武火上烧沸，再用文火炖煮35分钟即成。

☑ 功效

滋阴补肺，清热除烦。适用于上中消型糖尿病患者。

推荐 **枸杞烧肉丝**

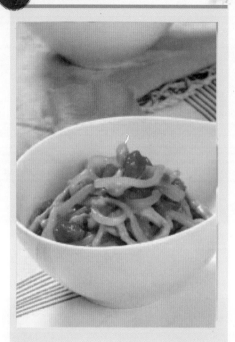

☑ 原料

枸杞10克，熟青笋50克，瘦猪肉100克，盐、酱油各2克，植物油5克，绍酒各适量。

☑ 做法

①将猪肉洗净切丝，青笋切成细丝，枸杞洗净备用。

②锅烧热后倒入植物油，将肉丝、笋丝下锅炒，烹入绍酒、酱油，出锅前加入盐和枸杞子炒匀即成。

☑ 功效

枸杞有降低血糖和降血压的作用，并有促进肝细胞再生和抗脂肪肝的功效。再配上瘦猪肉，就使本品具有滋阴补血、益肝助肾的功效。所以，这道菜可作为虚弱、贫血、糖尿病、神经衰弱等患者的辅助膳食。

推荐 **番茄牛肉**

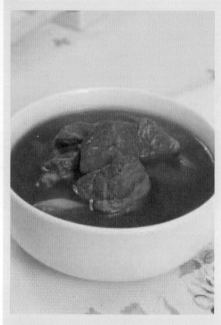

☑ 原料

牛肉50克，番茄300克，植物油、生粉、姜、葱各5克，酱油、盐、料酒各适量。

☑ 做法

①将牛肉切片，用酱油、生粉、料酒调汁腌好。番茄去皮，切块。

②油烧热后先炒肉片捞出。

③用余油炒番茄，加盐，放入牛肉片，用旺火快炒几下，加入生粉，炒熟即成。

☑ 功效

番茄性味甘、酸、微寒。有健胃消食、凉血平肝、清热解毒、生津止渴、凉血利尿之功效。本品营养丰富，可适量食用。可治热病烦渴，或胃热口渴、口干、糖尿病等症。

营养食谱推荐——素菜食谱

 推荐 五香苦瓜

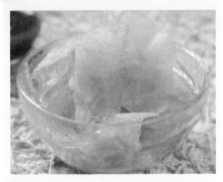

☑ 原料

新鲜苦瓜1根（约250克），蒜、香菜、番茄酱、酱油、醋各适量。

☑ 做法

①将蒜、香菜切碎，放入碗中，再加番茄酱、酱油、醋，配成酱料。

②将苦瓜洗净，剖开，去瓜瓤，去掉外面一层老皮，用刀削成透明的块，放入冰箱，冷却一会，取出蘸酱料食用。

☑ 功效

中医认为苦瓜味苦，生则性寒，熟则性温。生则有清热解毒、清心明目、消暑止渴等功能，很适合糖尿病患者食用。现代医学发现苦瓜有防癌抗癌、降低血糖及清热解毒作用。苦瓜中含有类似胰岛素的物质，可以降低血糖，糖尿病患者常吃苦瓜，有辅助治疗作用。

推荐 姜香白萝卜

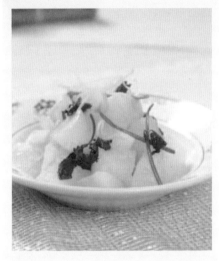

☑ 原料

白萝卜200克，香菜20克，植物油4克，姜丝5克，盐2克。

☑ 做法

①将白萝卜洗净，切成滚刀块。

②香菜理好，切成寸段。

③油烧热后煸炒萝卜。

④稍加温水，用文火烧熟，放入盐和姜丝及香菜，炒匀即成。

☑ 功效

这道菜属于低热量菜谱，每份菜提供的热量不超过200千卡，适用于成年体重超标准体重20%以上的人以及病情较稳定的糖尿病患者作为加餐。

推荐 素什锦

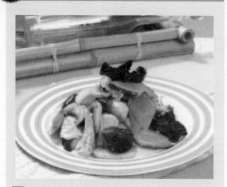

☑ **原料**

鲜蘑20克，香菇20克，马蹄50克，胡萝卜150克，冬笋50克，腐竹50克，黄瓜150克，木耳10克，芝麻油5克，鸡汤500毫升，姜丝、淀粉适量，盐3克，味精2克，料酒10克。

☑ **做法**

①将腐竹用温水烫泡，煮软，切段；木耳泡发洗净，切小块；黄瓜去蒂，洗净，切片；马蹄洗净，去皮，切片；冬笋、胡萝卜洗净，去根，切片。
②将鲜蘑、香菇、马蹄、胡萝卜、冬笋分别用开水烫一下，捞出。
③锅内加入鸡汤，将原料放入锅内，加盐、姜丝、料酒，等汤开后去浮沫，用文火煨，入味后收汁，淀粉勾芡，加味精，点芝麻油即成。

☑ **功效**

两种菇补气益胃，马蹄清热生津，冬笋和中润肠，腐竹补脾益气，木耳补气健身，黄瓜清热利水，胡萝卜降糖降脂。这道菜清淡不腻，适合老年人及心血管、糖尿病患者加强营养食用，此菜可佐餐常食。

推荐 五香菠菜

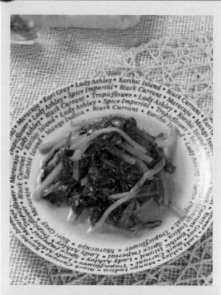

☑ **原料**

菠菜250克，芝麻酱10克，酱油5克，芝麻油5克，芥末、盐、醋各少许。

☑ **做法**

①将菠菜拣去老叶，洗净，放在开水中烫熟后取出，沥去水分，切成4厘米长的段，装在盘内。
②在菠菜上面浇上芝麻酱、酱油、芝麻油，并放上盐及芥末，在吃时再加醋拌匀即成。

☑ **功效**

这道菜可以降低血糖和降低人体内恶性胆固醇——低密度蛋白（LDL），因而能有效地防治动脉硬化症，能滋补肝肾，润燥滑肠，主治五脏虚损，痔疮。这道菜很适合高血压和糖尿病患者食用。

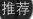 营养食谱推荐——水产食谱

推荐 绿茶蒸鲫鱼

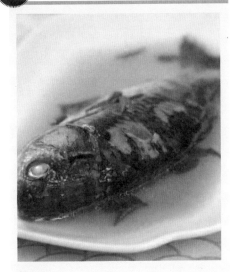

☑ **原料**

鲫鱼1条（约500克），绿茶25克。

☑ **做法**

①将鲫鱼去除内脏，保留鱼鳞后洗净备用。
②把绿茶装入鱼腹内，用纸包裹鲫鱼，放入盘中，上笼蒸至熟透即成。

☑ **功效**

本品有清热生津、补虚止渴的功效，对消渴多饮有辅助疗效。以绿茶为主，清热生津以止消渴，以鲫鱼为辅佐，补虚以助糖尿病患者生津止渴，健脾利水。气血不足、肢体水肿、小便不利者可经常食用。

推荐 海蜇拌黄瓜

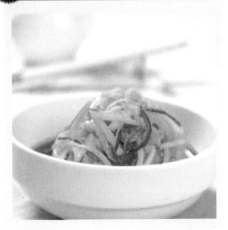

☑ **原料**

海蜇200克，黄瓜100克，芝麻油2克，蒜末5克，酱油、醋、盐适量。

☑ **做法**

①将发好的海蜇洗净，切丝摆在盘中。
②把黄瓜洗干净切丝，放在海蜇上，浇上芝麻油、酱油、醋、盐和蒜末，拌匀即成。

☑ **功效**

黄瓜有良好的降压和降胆固醇的作用。黄瓜的热量很低，对于高血压、高血脂以及合并肥胖症的糖尿病患者来说，是一种理想的食疗良蔬。

营养食谱推荐——汤粥类食谱

推荐 **冬瓜番茄汤**

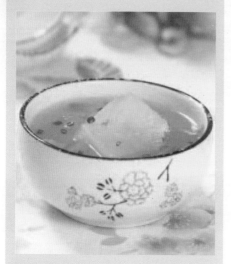

☑ 原料

冬瓜250克，番茄150克,葱、味精、盐少许。

☑ 做法

①锅冬瓜洗净，去瓤，最好不去皮，切成方块，加水清炖。

②肉将熟时，再将切好的番茄片放入，煮至熟。

☑ 功效

用于肥胖型糖尿病脾虚湿盛者，有清热利水、健脾消食之功效。

推荐 **枸杞荞麦糊**

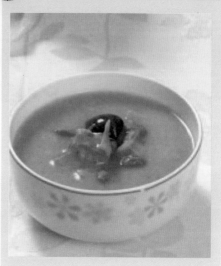

☑ 原料

枸杞20克，荞麦粉150克,草果半个,羊肉50克,食盐、鸡精适量。

☑ 做法

①将枸杞去杂质、洗净；羊肉洗净，切2厘米见方的块；草果洗净。将荞麦粉用冷水调匀，备用。

②将草果、羊肉放入水锅内，置武火烧沸，用文火炖煮15分钟，再加入荞麦粉、盐、鸡精、搅匀即成。

☑ 功效

补肝肾，明目，调节血糖，适用于三消型糖尿病患者食用。

营养食谱推荐——茶饮类食谱

推荐 姜盐茶

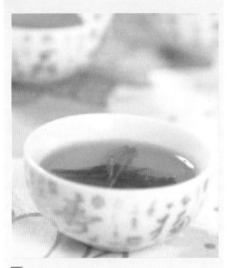

☑ **原料**

生姜2片，绿茶6克，食盐适量。

☑ **做法**

①生姜洗净，切片，备用。
②将生姜、绿茶、食盐加水1 000毫升，煎汤即可代饮品。

☑ **功效**

姜味辛，性微温，能引起血管扩张和中枢神经兴奋，增加血液循环，有利身体健康。绿茶有清心、清热、利肺胃的功能。常饮此菜，可清热润燥，主治糖尿病患者口渴多饮和烦躁尿多等症。

推荐 洋参枸杞饮

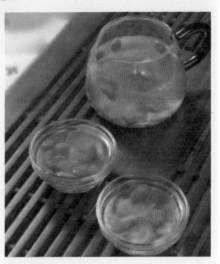

☑ **原料**

西洋参10克，枸杞子15克。

☑ **做法**

①把西洋参洗净，切片；把枸杞子洗净去杂质。
②将西洋参、枸杞子放入沙锅内，加200毫升清水左右，放置中火上烧沸，再改用文火煎煮10分钟即成。

☑ **功效**

此饮有涩补肾益气、生津止渴之效。糖尿病患者常饮此茶可补肾益气，生津止渴。

营养食谱推荐——主食食谱

推荐 薏苡仁鸡蛋米饭

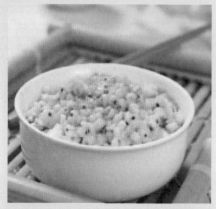

☑ 原料

薏苡仁30克，鸡蛋1个，大米200克。葱花、菜子油各6克。酱油、味精各适量。

☑ 做法

①把薏苡仁、大米淘洗干净，按常规放入电饭煲内蒸熟。

②将鸡蛋打入碗内，用酱油、盐、味精、葱花、熟油拌匀，倒在已蒸熟的薏苡仁饭上，再蒸5分钟即成。

☑ 功效

薏苡仁性味甘、淡、凉，有健脾气、清利湿热之功效。这道主食不但好吃，营养丰富，还具有清热解毒、补气补血作用，很适合糖尿病患者食用。

推荐 玉米面发糕

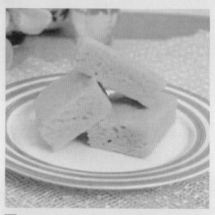

☑ 原料

新玉米面450克，全麦面粉50克，干酵母适量。

☑ 做法

①将干酵母与新玉米面和全麦面粉搅拌均匀后放适量清水反复揉匀后用湿布盖好发酵。

②将发酵好的面反复揉搓，整块地放入蒸锅内铺平，用旺火、沸水蒸约25分钟，取出面团，切成菱形或方形块即成。

☑ 功效

玉米能降低血清胆固醇，防止高血压、冠心病、心肌梗死的发生，并具有延缓细胞衰老和脑功能退化等作用。因此，玉米面发糕可调中开胃、益肺宁心、利尿，适用于高血压、消渴、肝炎等症的辅助治疗。

每周食谱推荐

4800～5200千焦一周全天食谱（提示：每天盐摄入量不超过4克）

	早餐	午餐	晚餐
星期一	馒头（面粉50克），煮鸡蛋1个，玉米渣粥（玉米渣25克），海米油菜（油菜200克，水发海米和豆腐干各10克，植物油4克）	米饭（大米50克），鲫鱼炖豆腐（鲫鱼100克，豆腐100克，蒜片少许，植物油4克），白菜炒木耳（白菜100克，水发木耳50克，植物油4克）	海鲜面（面粉50克，虾仁30克，胡椒粉适量，植物油3克），凉拌菠菜（菠菜200克，芝麻油3克）
星期二	麻酱卷（面粉50克，麻将5克），番茄鸡蛋汤（番茄150克，鸡蛋1个，芝麻油2克）	米饭（大米50克），豆豉鲮鱼油麦菜（鲮鱼100克，淡豆豉20克，油麦菜100克，植物油各4克），香菇油菜（香菇50克，油菜150克，植物油4克）	杂面馒头（面粉25克，玉米面25克），酱猪肝（猪肝50克，植物油3克），香菜拌豆腐（香菜5克，豆腐100克，盐2克，芝麻油3克）
星期三	牛奶250克，馒头（面粉50克），酱爆肉丁（猪瘦肉25克，胡萝卜30克，洋葱10克，甜面酱3克，芝麻油2克），凉拌蔬菜（白菜心100克，茼蒿25克，紫甘蓝25克，芝麻油2克）	红小豆米饭（大米50克，红小豆15克），排骨炖冬瓜（冬瓜130克，排骨100克，植物油4克）	玉米面发糕（玉米面35克，全麦面粉15克），葱爆牛肉（大葱50克，牛肉50克，植物油4克），凉拌绿豆芽（绿豆芽150克，芝麻油3克）
星期四	发糕（面粉50克），菠菜粥（菠菜50克，大米25克），凉拌莴笋丝（莴笋100克，芝麻油2克）	莜麦面（莜麦挂面50克，焖扁豆（猪瘦肉50克，扁豆200克，植物油4克）	二米饭（小米25克，大米25克），凉拌芹菜（芹菜100克，芝麻油3克），竹笋炒牛肉（竹笋100克，牛肉50克）

	早餐	午餐	晚餐
星期五	牛奶煮燕麦片（牛奶250克，燕麦片25克），全麦面包35克（熟重），拌西蓝花（西蓝花100克，芝麻油3克）	荞麦饭（大米35克，荞麦米15克），青椒牛肉丝（牛肉50克，青椒75克，植物油4克），西葫芦炒鸡蛋（西葫芦75克，鸡蛋1个，植物油3克）	馒头（面粉75克），肉炒茄丝（瘦猪肉50克，茄子150克，植物油5克），炒三丝（胡萝卜30克，绿豆芽，50克，韭菜20克，植物油5克）
星期六	羊肉包子（面粉60克，羊肉50克，萝卜100克，植物油5克），牛奶250克	米饭（大米60克），清蒸丸子（瘦猪肉50克，香菇25克，胡萝卜75克，海米5克，植物油5克），清炒莴笋（莴笋125克，植物油4克）	馒头（面粉50克），牛肉丝炒芹菜（牛肉50克，芹菜75克，植物油3克），菠菜汤（菠菜100，植物油3克）
星期日	家常饼（面粉50克，植物油5克），豆浆250克，咸菜一小碟	贴饼子（玉米面50克，黄豆面25克），猪肉炒白菜（瘦猪肉50克，白菜200克，植物油5克），拍黄瓜（黄瓜100克，芝麻油2克）	馅饼（面粉50克，韭菜100克，牛肉50克，植物油3克），双耳汤（水发银耳25克，水发木耳25克，芝麻油2克）

5 600～6 000千焦一周全天食谱（提示：每天盐摄入量不超过4克）

	早餐	午餐	晚餐
星期一	馒头（面粉50克），豆腐脑200克，茶鸡蛋1个 上午加餐：李子200克	米饭（大米75克），葱烧鱿鱼（葱30克，鲜鱿鱼300克，植物油5克），菠菜汤（菠菜150克，植物油3克）	米饭（大米50克），玉米面粥（玉米面25克），清蒸草鱼（草鱼肉80克，植物油5克），清炒油菜（油菜250克，植物油5克）

	早餐	午餐	晚餐
星期二	花卷（面粉50克），豆浆250克,煮鸡蛋1个,什锦拌菜（紫甘蓝30克，番茄50克，生菜20克） 上午加餐：杏子100克	米饭（大米75克），圆白菜炒肉（圆白菜100克，猪瘦肉50克，植物油5克），小白菜汤（小白菜150克，植物油5克）	馄饨（面粉50克，肉末25克），玉米面窝头（玉米面25克），蚝油生菜（生菜200克，植物油5克，蚝油3克），牛肉炒三丁（牛肉50克，莴笋100克，豆腐干50克，胡萝卜20克，植物油4克）
星期三	全麦面包100克（熟重），牛奶250克，香菇炒油菜（鲜香菇100克，油菜100克，植物油5克） 上午加餐：苹果200克（带皮）	美味拌面（面条100克，黄瓜50克，绿豆芽100克，葱10克，芝麻油3克），牛肉冬笋丝（牛肉50克，冬笋250克，植物油5克），番茄鸡蛋汤（番茄100克，鸡蛋1个，芝麻油3克）	小窝头（玉米面50克，黄豆面25克），盐水豆腐干50克，叉烧肉50克，海米冬瓜汤（海米50克，冬瓜100克，植物油4克）
星期四	荤汤挂面（挂面50克，牛肉25克，菠菜100克，紫菜3克，芝麻油2克），花卷（面粉25克） 上午加餐：柚子200克	馒头（面粉75克），乌鸡汤（乌鸡块100克，植物油5克），豆芽炒韭菜（绿豆芽150克，韭菜50克，植物5克）	发糕（面粉50克，玉米面25克），雪菜肉末炖豆腐（雪里蕻50克，豆腐100克，猪瘦肉25克，植物油4克），西芹烧虾仁（西芹150克，鲜虾仁150克，植物油4克）
星期五	烤饼（面粉50克），豆腐脑300克，拍黄瓜（黄瓜100克） 上午加餐：菠萝200克	二米饭（大米50克，黑米25克），焖鲫鱼（鲫鱼100克，植物油5克），茄汁花菜（番茄50克，花菜200克，植物油5克）	馒头（面粉75克）豆腐油菜丸子汤（豆腐100克，油菜50克，猪瘦肉25克，植物油4克），豆腐丝炒洋葱（豆腐丝50克，洋葱100克，植物油5克）

	早餐	午餐	晚餐
星期六	馒头（面粉50克），牛奶250克，火腿拌黄瓜（黄瓜100克，火腿20克，芝麻油3克） 上午加餐：梨200克（带皮）	米饭（大米75克），炒芥蓝（芥蓝250克，植物油5克），卤鸡翅（鸡翅50克，植物油4克）	葱花卷（面粉75克），木耳炒肉（水发木耳50克，猪瘦肉25克，植物油3克），尖椒豆皮（尖椒100克，豆皮50克，植物油5克）
星期日	包子（面粉75克，茴香100克，猪瘦肉50克，芝麻油3克），豆浆250克 上午加餐：草莓300克	米饭（大米75克），红烧排骨（排骨100克，植物油4克），炝炒圆白菜（圆白菜200克，植物油5克）	高粱米饭（高粱米50克，大米25克），烧茄子（茄子150克，番茄50克，植物油5克），肉末豆腐（肉末25克，豆腐100克，植物油3克）

6400～6800千卡一周全天食谱（提示：每天盐摄入量不超过4克）

	早餐	午餐	晚餐
星期一	馄饨（面粉50克，猪瘦肉50克，紫菜3克，芝麻油2克），凉拌海带丝（水发海带100克，青椒50克，芝麻油1克） 上午加餐：猕猴桃200克（带皮）	凉面（面条100克、黄瓜50克，芝麻油3克），韭菜炒鸡蛋（韭菜150，鸡蛋1个，植物油3克），凉拌菠菜（菠菜100克，芝麻油1克）	鱼肉水饺（面粉100克，鱼肉50克，韭菜25克，植物油3克），凉拌空心菜（空心菜175克，芝麻油3克）
星期二	葱花卷（面粉50克），豆浆200克，茶鸡蛋1个，茄汁西葫芦（番茄50克，西葫芦150克，虾皮2克，植物油4克） 上午加餐：梨200克（带皮）	米饭（大米100克），清炒丝瓜（丝瓜150克，植物油3克），排骨炖玉米（排骨100克，玉米200克，植物油3克）	凉拌面（挂面100克，芝麻油2克），蒜香扁豆丝（扁豆150克，植物油3克），肉末茄子（茄子100克，猪瘦肉50克，尖椒50克，植物油4克）

	早餐	午餐	晚餐
星期三	馒头片（面粉50克），煮鸡蛋1个，豆浆200克，苦瓜肉丝（苦瓜100克，瘦猪肉50克） 上午加餐：西瓜500克（带皮）	米饭（大米100克），清炒空心菜（空心菜150克，植物油4克），葱烧河虾（河虾100克，小葱25克，植物油4克），番茄紫菜汤（番茄100克，紫菜5克，香菜5克，芝麻油2克）	花卷（面粉100克），金针菇豌豆苗（金针菇30克，豌豆苗克120克，芝麻油2克），炖豆腐（豆腐100克，火腿10克，水发木耳10克，植物油4克）
星期四	鸡丝面（挂面50克，鸡肉50克，芝麻油3克） 上午加餐：橘子200克（带皮）	米饭（大米100克），木耳炒白菜（白菜150克，木耳10克，瘦肉25克，植物油4克），蒜薹鸡蛋（蒜薹150克，鸡蛋1个，植物油4克）	杂面馒头（玉米面50克，小米50克），肉末豇豆（猪瘦肉50克，豇豆100克，植物油4克），黄瓜拌海蜇（黄瓜150克，海蜇皮100克，芝麻油4克）
星期五	无糖面包100克（熟重），牛奶250克，香肠拌蔬菜（香肠25克，生菜50克，番茄50克，苦菊50克，芝麻油3克） 上午加餐：橙子200克	绿豆米饭（绿豆25克，大米75克），炝炒花菜（花菜200克，植物油3克），红烧牛肉（牛肉100克，胡萝卜50克，植物油5克）	馒头（面粉100克），腐竹拌黄瓜（腐竹10克，黄瓜100克，芝麻油3克），蕨菜炒肉（蕨菜100克，瘦猪肉50克，植物油5克）
星期六	花卷（面粉50克），牛奶250克，鹌鹑蛋3个，番茄150克 上午加餐：柚子200克	莲子饭（大米75克，干莲子25克），清炒茴香（茴香200克，植物油4克），酱鸭肉（鸭肉75克，植物油4克）	红小豆米饭（大米75克，红小豆25克），蒜蓉茄子（茄子150克，芝麻油3克），清炒虾仁（虾仁100克，植物油5克）

	早餐	午餐	晚餐
星期日	馒头（面粉50克），炝拌绿豆芽（绿豆芽100克，植物油2克），番茄鸡蛋汤（番茄50克，鸡蛋1个，植物油2克） 上午加餐：苹果200克	米饭（大米100克），麻酱拌西芹（芝麻酱3克，西芹100克，芝麻油3克），小白菜排骨汤（小白菜100克，排骨100克，植物油4克）	二米饭（大米75克，小米25克），蒜蓉苋菜（苋菜100克，植物油4克），平菇肉丝（平菇50克，猪瘦肉50克，植物油4克）

7200～7600千焦一周全天食谱（提示：每天盐摄入量不超过4克）

	早餐	午餐	晚餐
星期一	馒头（面粉100克），豆腐脑200克，茶鸡蛋1个 上午加餐：猕猴桃200克（带皮）	米饭（大米100克），酱爆鱿鱼（鲜鱿鱼300克，植物油5克），菠菜汤（菠菜150克,植物油4克）	米饭（大米75克），小米粥（小米25克），红烧鲤鱼（鲤鱼肉80克，植物油4克），清炒油麦菜（油麦菜250克，植物油5克）
星期二	花卷（面粉100克），牛奶250克，番茄炒鸡蛋（鸡蛋1个，番茄100克，植物油3克） 上午加餐：李子200克	米饭（大米100克），白菜炒肉（白菜100克，猪瘦肉50克，植物油5克），虾仁西葫芦汤（虾仁50克，西葫芦100克，植物油5克）	玉米面窝头（玉米面50克），小米粥（小米50克）；蚝油生菜（生菜100克，植物油3克，蚝油3克），新三鲜（番茄50克，尖椒50克，圆白菜20克，植物油4克）
星期三	花卷（面粉100克）豆浆200克，香菇炒油菜（鲜香菇100克，油菜100克，植物油3克） 上午加餐：桃200克	牛肉面（面条100克，牛肉50克，芝麻油3克），素炒芦笋丝（芦笋150克，植物油5克），番茄炒鸡蛋（番茄100克，鸡蛋1个，植物油3克）	小窝头（玉米面50克，黄豆面50克），豆腐丝50克，鲢鱼汤（鲢鱼80克，植物油4克）

	早餐	午餐	晚餐
星期四	肉丝挂面（挂面100克，猪瘦肉25克，菠菜50克，紫菜3克，芝麻油2克），拍黄瓜（黄瓜100克）上午加餐：橘子200克	馒头（面粉100克），红烧鹌鹑（鹌鹑70克，植物油2克），豆芽炒韭菜（绿豆芽100克，韭菜50克，植物3克）	发糕（面粉50克，玉米面25克，小米面25克），雪菜肉末炖豆腐（雪里蕻50克，豆腐100克，猪瘦肉25克，植物油2克），香干芹菜（香干50克，芹菜100克，植物油3克）
星期五	家常饼（面粉100克），牛奶250克，拍黄瓜（黄瓜100克）上午加餐：菠萝200克	二米饭（大米100克，玉米渣25克），焖平鱼（平鱼100克，植物油2克），清炒双花菜（西蓝花100克，花菜100克，植物油4克）	米饭（大米100克），豆腐油菜丸子汤（豆腐100克，油菜100克，猪瘦肉25克），鸡蛋炒洋葱（鸡蛋1个，洋葱100克，植物油2克）
星期六	馒头（面粉100克），牛奶250克，火腿拌黄瓜（黄瓜100克，火腿20克，芝麻油3克）上午加餐：草莓300克	米饭（大米100克），炒芥蓝（芥蓝200克，植物油4克），酱爆鸡丁（鸡胸肉50克，植物油4克）	葱花卷（面粉100克），西蓝花炒肉（西蓝花100克，猪瘦肉25克，植物油4克），尖椒豆皮（尖椒100克，豆皮50克，植物油4克）
星期日	包子（面粉100克，韭菜100克，猪瘦肉50克，芝麻油3克），豆浆250克上午加餐：樱桃100克	二米饭（大米75克，小米50克），泥鳅炖豆腐（泥鳅80克，豆腐100克，植物油5克），拌什锦菜（芹菜50克，洋葱50克，紫甘蓝50克，植物油4克）	花卷（面粉100克），烧茄子（茄子150克，番茄50克，植物油5克），黄豆芽炒牛肉（黄豆芽100克，牛肉50克）

8000～8400千焦一周全天食谱（提示：每天盐摄入量不超过4克）

	早餐	午餐	晚餐
星期一	馒头（面粉30克），馄饨（面粉40克，猪瘦肉50克，紫菜5克，芝麻油2克），凉拌海带丝（水发海带100克，青椒50克，芝麻油1克） 上午加餐：梨200克	凉面（面条140克，黄瓜50克，芝麻油3克），炖兔肉（兔肉80克，植物油4克），凉拌马齿苋（马齿苋100克，芝麻油1克）	牛肉水饺（面粉140克，牛50克，大葱20克，胡萝卜30克，植物油5克），凉拌空心菜（空心菜250克，芝麻油3克）
星期二	葱花卷（面粉70克），豆浆200克，茶鸡蛋1个，茄汁仙人掌（番茄50克，仙人掌40克，植物油4克） 上午加餐：猕猴桃200克	二米饭（大米100克，小米40克），清炒南瓜（南瓜100克，植物油4克），清炒三菇（香菇20克，草菇20克，鸡腿菇20克，植物油5克）	饺子（面粉140克，荠菜50克，苋菜50克，猪瘦肉50克，芝麻油5克），蒜香扁豆丝（扁豆100克，植物油3克），海蜇荸荠汤（荸荠5～6个，海蜇40克，植物油4克）
星期三	馒头片（面粉70克），煮鸡蛋1个，豆浆200克，绿豆芽拌黄瓜（绿豆芽50克，黄瓜30克，芝麻油3克） 上午加餐：苹果200克	二米饭（大米100克，玉米渣40克），清炒空心菜（空心菜150克，植物油4克），爆炒魔芋丝（魔芋80克，牛肉50克，植物油5克），紫菜蛋花汤（紫菜5克，鸡蛋1个，香菜5克，芝麻油2克）	花卷（面粉140克），炝拌腐竹芹菜（芹菜50克，腐竹50克，芝麻油2克），口蘑西蓝花（口蘑30克，西蓝花70克，植物油4克）

	早餐	午餐	晚餐
星期四	鸡丝面（挂面100克，小白菜100克，鸡肉50克，芝麻油5克）	米饭（大米200克），葱烧鳝鱼（鳝鱼100克，大葱20克，植物油4克），凉拌莴笋（莴笋60克，芝麻油2克）芦荟拌番茄（芦荟20克，番茄80克）	杂面馒头（玉米面100克，小米面100克），马齿苋炒鸡蛋（马齿苋60克，鸡蛋1个），红烧带鱼（带鱼80克，植物油4克），金针菇拌黄瓜（金针菇20克，黄瓜100克）
星期五	花卷（面粉70克），牛奶250克，火腿拌蔬菜（火腿30克，生菜50克，番茄50克，紫甘蓝20克，芝麻油3克）上午加餐：桃200克	豆米饭（绿豆20克，红小豆20克，大米100克），炝花菜（花菜150克，植物油4克），红烧兔肉（兔肉80克，胡萝卜30克，植物油5克）	杂面馒头（面粉50克，绿豆面50克，小米面40克），腐竹拌黄瓜（腐竹20克，黄瓜100克，芝麻油3克），洋葱炒鸡蛋（洋葱100克，鸡蛋1个，植物油5克）
星期六	发糕（面粉40克，小米面30克），豆腐脑200克，卤鸡蛋1个上午加餐：西瓜500克（带皮）	莲子饭（大米110克，干莲子30克），清炒双笋（芦笋50克，莴笋60克，芝麻油4克），酱鸭肉（鸭肉80克，植物油4克）	红小豆米饭（大米115克，红小豆25克），蒜蓉茄子（茄子150克，芝麻油2克），虾仁腰果（虾仁100克，腰果10克，植物油3克）
星期日	馒头（面粉70克），炝油菜（油菜100克，植物油2克），番茄鸡蛋汤（番茄50克，鸡蛋1个，植物油2克）上午加餐：梨200克	黑米饭（大米115克，黑米25克）麻酱拌西芹（芝麻酱3克，西芹100克，芝麻油3克），海带排骨汤（水发海带75克，排骨100克，植物油5克）	二米饭（大米1 000克，小米40克），蒜蓉苋菜（苋菜100克，植物油4克），鲢鱼冬瓜汤（鲢鱼80克，冬瓜100克，植物油5克）